Till Kreiler

Medizinische Verwendung von pflanzlichen chinesischen Präparaten in der westlichen Welt am Beispiel Deutschlands und der USA seit 1970

disserta
Verlag

Kreiler, Till: Medizinische Verwendung von pflanzlichen chinesischen Präparaten in der westlichen Welt am Beispiel Deutschlands und der USA seit 1970, Hamburg, disserta Verlag, 2013

ISBN: 978-3-95425-204-6
Druck: disserta Verlag, ein Imprint der Diplomica® Verlag GmbH, Hamburg, 2013

Bibliografische Information der Deutschen Nationalbibliothek
Die Deutsche Nationalbibliothek verzeichnet diese Publikation in der Deutschen Nationalbibliografie; detaillierte bibliografische Daten sind im Internet über http://dnb.d-nb.de abrufbar.

Die digitale Ausgabe (eBook-Ausgabe) dieses Titels trägt die ISBN 978-3-95425-205-3 und kann über den Handel oder den Verlag bezogen werden.

Zugl.: München, Univ., Medizinische Fakultät, Diss. 2013

Dieses Werk ist urheberrechtlich geschützt. Die dadurch begründeten Rechte, insbesondere die der Übersetzung, des Nachdrucks, des Vortrags, der Entnahme von Abbildungen und Tabellen, der Funksendung, der Mikroverfilmung oder der Vervielfältigung auf anderen Wegen und der Speicherung in Datenverarbeitungsanlagen, bleiben, auch bei nur auszugsweiser Verwertung, vorbehalten. Eine Vervielfältigung dieses Werkes oder von Teilen dieses Werkes ist auch im Einzelfall nur in den Grenzen der gesetzlichen Bestimmungen des Urheberrechtsgesetzes der Bundesrepublik Deutschland in der jeweils geltenden Fassung zulässig. Sie ist grundsätzlich vergütungspflichtig. Zuwiderhandlungen unterliegen den Strafbestimmungen des Urheberrechtes.

Die Wiedergabe von Gebrauchsnamen, Handelsnamen, Warenbezeichnungen usw. in diesem Werk berechtigt auch ohne besondere Kennzeichnung nicht zu der Annahme, dass solche Namen im Sinne der Warenzeichen- und Markenschutz-Gesetzgebung als frei zu betrachten wären und daher von jedermann benutzt werden dürften.

Die Informationen in diesem Werk wurden mit Sorgfalt erarbeitet. Dennoch können Fehler nicht vollständig ausgeschlossen werden und der Verlag, die Autoren oder Übersetzer übernehmen keine juristische Verantwortung oder irgendeine Haftung für evtl. verbliebene fehlerhafte Angaben und deren Folgen.

© disserta Verlag, ein Imprint der Diplomica Verlag GmbH
http://www.disserta-verlag.de, Hamburg 2013
Hergestellt in Deutschland

Aus dem
Institut für Ethik, Geschichte und Theorie der Medizin der
Ludwig-Maximilians-Universität
Vorstand: Prof. Dr. med. Georg Marckmann, MPH

Medizinische Verwendung von pflanzlichen chinesischen
Präparaten in der westlichen Welt
am Beispiel Deutschlands und der USA seit 1970

Dissertation
zum Erwerb des Doktorgrades der Humanbiologie
an der Medizinischen Fakultät der
Ludwig-Maximilians-Universität zu München

vorgelegt von

Tillman Jakob Nikolaus Kreiler

aus

Starnberg

Jahr

2012

Mit Genehmigung der Medizinischen Fakultät der Universität München

Berichterstatter: Prof. Dr. Dr. Paul U. Unschuld M.P.H.

Mitberichterstatter: Priv. Doz. Dr. Dominik Irnich

Dekan: Prof. Dr. med. Dr. h.c. M. Reiser, FACR FRCR

Tag der mündlichen Prüfung: 18. Dezember 2012

Erklärung

Ich, Till Kreiler, erkläre, dass ich die vorgelegte Dissertationsschrift mit dem Thema „Untersuchung zur wachsenden Verbreitung von pflanzlichen Medizinpräparaten der chinesischen Medizin in der westlichen Welt am Beispiel Deutschlands und der USA seit 1970" selbst verfasst und keine anderen als die angegebenen Quellen und Hilfsmittel benutzt, ohne die unzulässige Hilfe Dritter verfasst und auch in Teilen keine Kopien anderer Arbeiten dargestellt habe.

Datum   Unterschrift

Inhaltsverzeichnis

1 Einleitung 12
1.1 Thema der Arbeit 13
1.2 Aufbau 14
1.3 Stand der Forschung 15
2 Grundlagen und Definitionen 17
2.1 Grundlagen 17
2.2 Definitionen 20
3 Methodendarstellung 39
3.1 Literaturrecherche 39
3.2 Experteninterviews 42
4 Pflanzliche chinesische Medizin im Verständnis der befragten Experten 48
5 Wertschöpfungskette und Handelsströme 51
5.1 Anbau und Export pflanzlicher chinesischer Grundstoffe 53
    5.1.1 Asien 53
    5.1.2 Amerika 55
    5.1.3 Europa und Afrika 55
5.2 Handel der Pflanzen 58
5.3 Herstellung der Zubereitungen 59
5.4 Individuell hergestellte Arzneimittel 59
    5.4.1 Großhandel 59
    5.4.2 Herstellung von individuellen Arzneimitteln 64
    5.4.3 Verschreibungspflicht von individuellen Arzneimitteln ... 67
    5.4.4 Einzelhandel 67
    5.4.5 Kostenanteil der Wertschöpfungsakte am Anwenderpreis 68
5.5 Industriell hergestellte Fertigpräparate 70
    5.5.1 Asien 71
    5.5.2 USA 73

5.5.3	Europa	74
5.5.4	Vertriebswege	75
5.6	Anwender	76
5.6.1	Anwender in den USA	77
5.6.2	Anwender in Deutschland	77
6	Faktoren die die Wertschöpfungskette beeinflussen	80
6.1	Verordner	81
6.1.1	Verordner in den USA	82
6.1.2	Verordner in Deutschland	85
6.2	Verbände	90
6.3	Gesundheitspolitische Relevanz	96
6.4	Erstattung durch Krankenversicherungen	101
6.5	Qualität	102
7	Der Markt für pflanzliche chinesische Medizinpräparate	104
7.1	Das Marktvolumen in den USA	104
7.1.1	Das Marktvolumen für Fertigpräparate	105
7.1.2	Schätzung des Gesamtmarkts	106
7.2	Das Marktvolumen in Deutschland	108
8	Chinesische Medizin in wissenschaftlichen Publikationen	120
9	Diskussion	124
9.1	Weiterführende Fragestellungen der Arbeit	124
9.1.1	Wirtschaftliche Bedeutung	124
9.1.2	Gesundheitspolitische Relevanz	125
9.1.3	Opportunitäten für Unternehmen	126
9.1.4	Wirtschaftliche Bedeutung für Ärzte	128
9.2	Diskussion der verwendeten Methoden	129
9.2.1	Durchführung der Experteninterviews	129
9.2.2	Wertschöpfungskette	130

9.3 Diskussion der Ergebnisse 130

9.3.1 Verständnis der Marktteilnehmer 131

9.3.2 Wertschöpfungskette 131

9.3.3 Faktoren die die Wertschöpfungskette beeinflussen 137

9.3.4 Marktvolumen 142

10 Ausblick 148

11 Kurzfassung 149

11.1 Aufbau der Arbeit 149

11.2 Methoden 150

11.3 Ergebnisse 151

12 Anhang 154

12.1 Abkürzungsverzeichnis 154

13 Begriffserklärungen in alphabetischer Reihenfolge 156

14 Literaturverzeichnis 172

Tabellenverzeichnis

Tabelle 1 Evidenz-Typen 22
Tabelle 2 Gründungsjahre der befragten Großhandelsunternehmen 47
Tabelle 3 Pao zhi: Aufbereiten von arzneilichen Stoffen innerhalb einer Rezeptur 66
Tabelle 4 Vertriebswege der Hersteller 75
Tabelle 5 Zahl der zertifizierten Verordner in den USA 84
Tabelle 6 Verbände der Verordner pflanzlicher chinesischer Medizin I. 93
Tabelle 7 Verbände der Verordner pflanzlicher chinesischer Medizin II. 94
Tabelle 8 Verbände der Verordner pflanzlicher chinesischer Medizin III. 95
Tabelle 9 Marktvolumen: Schätzung der Experten 109
Tabelle 10 Durchschnittliche Ausgaben eines Anwenders in € pro Jahr 112
Tabelle 11 Plausibilitätsprüfung Gesamtmarkt 113
Tabelle 12 Plausibilitätsprüfung Umsatz der Apotheken 116
Tabelle 13 Umsatz deutscher Großhändler mit Grundstoffen der chinesischen Medizin in Deutschland 117

Abbildungsverzeichnis

Abbildung 1 Vom pflanzlichen Stoff zum synthetisch hergestellten Arzneimittel 17

Abbildung 2 Definition Medizin 20

Abbildung 3 Definition Stoffe 25

Abbildung 4 Pflanzliche Stoffe, Zubereitungen und Medizinpräparate 27

Abbildung 5 Zulassung von pflanzlichen Stoffen 28

Abbildung 6 Definition Medizinpräparate 29

Abbildung 7 Wertschöpfungskette Individuelle- und Fertigarzneimittel 36

Abbildung 8 Analyse der Wertschöpfungskette 53

Abbildung 9 Anbaugebiete in China 54

Abbildung 10 Anbaugebiete in Afrika 58

Abbildung 11 Umsatz deutscher Großhändler mit Grundstoffen pro Jahr 64

Abbildung 12 Umsatzverteilung bei geprüften pflanzlichen Stoffen 69

Abbildung 13 Umsatzverteilung bei ungeprüften pflanzlichen Stoffen 69

Abbildung 14 Aufteilung des Umsatzes zwischen medizinischen und nicht medizinischen Verordnern in Deutschland in Prozent 87

Abbildung 15 US Bundesstaaten, die eine Lizensierung als Akupunkteur verlangen 98

Abbildung 16 Umsätze ausgewählter US-Hersteller von pflanzlichen chinesischen Präparaten in Mio. US $ 105

Abbildung 17 Prozentuales Wachstum des Markts für pflanzliche chinesische Medizinpräparate in den USA seit 2000 106

Abbildung 18 Marktvolumen für pflanzliche chinesische Medizinpräparate in Mio. US $ 1991 - 2001 107

Abbildung 19 Marktvolumen für pflanzliche chinesische Medizinpräparate in Mio. US $ pro Jahr 2002 – 2010 107

Abbildung 20 Vertrieb durch Apotheken in Deutschland 114

Abbildung 21 Umsatz mit pflanzlichen chinesischen Präparaten in deutschen Apotheken 115

Abbildung 22 Entwicklung der Zahl der Treffer in PubMed von 1970 – 2005 121

Abbildung 23 Zahl der Nennungen „Chinese Herbal Medicine" und „Traditional Chinese Medicine" in PubMed in den Jahren 1970 - 2005 122

Abbildung 24 Prozentualer Anteil der Suchergebnisse „Chinese Herbal Medicine", gemessen im Vergleich zu allen Artikeln in PubMed 123

1 Einleitung

Chinesische Heilkunde hat sich in der westlichen Welt als eine Form der therapeutischen Behandlung etabliert. Eine Vielzahl von universitär ausgebildeten Ärzten bieten Therapien wie Akupunktur und pflanzliche chinesische Medizin an. Das mediale Interesse an chinesischer Medizin ist hoch. Viele Patienten fragen diesen Therapien nach. Dies geschieht aus nicht immer nachvollziehbaren Gründen, etwa weil chinesische Medizin als ganzheitlich und sanft gilt.

Trotz der steigenden Verbreitung von pflanzlicher chinesischer Medizin ist ihre Verbreitung in der westlichen Welt wenig erforscht, die Akteure sind weitgehend unbekannt. Die Arbeit richtet sich an Ärzte, Entscheidungsträger in der Gesundheitspolitik und in Unternehmen. Die Arbeit behandelt Themen aus den Bereichen Medizin, Gesundheitspolitik, Ökonomie und Geschichte.

Wirtschaftliche Bedeutung von pflanzlicher chinesischer Medizin
Es ist aktuell nicht klar, wie groß die Nische für pflanzliche chinesische Medizin tatsächlich ist und welche Bedeutung ihr im Gesundheitswesen zukommt.

Gesundheitspolitische Relevanz
Ohne genauere Kenntnisse der bestehenden Strukturen und der sich daraus ergebenen Herausforderungen ist es schwierig, rechtlich tragfähige Rahmenbedingungen zum Wohl der Patienten zu gestalten.

Opportunitäten für Unternehmen
Außenstehende, wie beispielsweise Investoren aus Fernost, kennen die hiesigen Gegebenheiten kaum. Für sie ist es schwierig, sich mit ihren Produkten zu etablieren und die rechtlichen Rahmenbedingungen einzuhalten.

Wirtschaftliche Bedeutung für Ärzte

Ärzte können heute häufig nur schwer einschätzen, ob sich der Einstieg in die pflanzliche chinesische Medizin aus wirtschaftlicher Sicht lohnt.

1.1 Thema der Arbeit

Ziel dieser Arbeit ist es, ein besseres Verständnis für den Markt für pflanzliche chinesische Medizinpräparate zu schaffen.

In der Arbeit werden die folgenden Fragen gestellt und beantwortet:

1. Was wird in Europa und in den USA als pflanzliches chinesisches Medizinpräparat angesehen?
2. Welche Arbeitsschritte durchläuft ein chinesisches Medizinpräparat vom Anbau der Pflanzen bis hin zum Konsum des Medizinpräparats durch einen Anwender in der westlichen Welt?
3. Wie hoch ist das Marktvolumen pflanzlicher chinesischer Medizinpräparate in Deutschland und den USA?
4. In welchem Maß haben sich Wissenschaftler mit pflanzlicher chinesischer Medizin beschäftigt?

Um nachvollziehbare Aussagen über die Verbreitung pflanzlicher chinesischer Medizin machen zu können, ist es notwendig zu definieren, was die beteiligten Parteien, wie Händler und Ärzte, unter pflanzlichen chinesischen Medizinpräparaten verstehen. Während die in Europa erhobenen Zahlen sich ausschließlich auf pflanzliche Grundstoffe und daraus hergestellte individuelle Präparate beziehen, schließen die Daten für den US-Markt auch die Zahlen der industriell hergestellten Fertigpräparate mit ein (siehe Kapitel 4 „Pflanzliche chinesische Medizin im Verständnis der befragten Experten"). Die Definition pflanzlicher chinesischer Medizin ist Voraussetzung für die Beantwortung der weiteren Fragestellungen der Arbeit.

Die Analyse der Wertschöpfungskette, vom Anbau der Pflanzen bis zum Verkauf der Präparate an den Konsumenten, inklusive der Handelsströme von Asien nach Europa und in die USA, gibt Aufschluss über die Struktur dieser Industrie. Die Analyse der Wertschöpfungskette dient dem Verständnis der Untersuchung der wirtschaftlichen und wissenschaftlichen Verbreitung von pflanzlicher chinesischer Medizin. Es wird aufgezeigt, wie die verschiedenen Wertschöpfungsakte die Entwicklung der Verbreitung pflanzlicher chinesischer Präparate beeinflussen.

Das Marktvolumen wurde als Indikator für die Verbreitung von pflanzlicher chinesischer Medizin verwendet. Das Marktvolumen ist als quantitativ nachvollziehbares Kriterium geeignet für eine wissenschaftliche Untersuchung. Steigende Verwendung pflanzlicher chinesischer Präparate spiegelt sich in steigenden Handelsvolumina wider.

Die Zahl der wissenschaftlichen Veröffentlichungen in PubMed pro Jahr dient als Indikator für die Verbreitung von pflanzlicher chinesischer Medizin. Die wissenschaftliche Beschäftigung mit ihr wurde durch die Auswertung der in der PubMed Datenbank gespeicherten Veröffentlichungen seit 1970 untersucht.

1.2 Aufbau

Der Hauptteil der Arbeit ist in die Kapitel
- Grundlagen und Definitionen
- Methodendarstellung
- Pflanzliche chinesische Medizin im Verständnis der befragten Experten
- Wertschöpfungskette und Handelsströme
- Faktoren die die Wertschöpfungskette beeinflussen

- Der Markt für pflanzliche chinesische Medizinpräparate
- Chinesische Medizin in wissenschaftlichen Publikationen

gegliedert.

Die Kapitel Grundlagen und Definitionen sowie Methodendarstellung erläutern die Hintergründe und führen ein in fünf Kapitel, in denen die grundlegenden Fragen der Arbeit erörtert werden. Abschließend werden die Ergebnisse und weiterführenden Fragen der Arbeit thematisiert.

1.3 Stand der Forschung

Die Geschichte der Verbreitung von pflanzlicher chinesischer Medizin in der westlichen Welt ist bisher teilweise erforscht worden. Bisherige wissenschaftliche Studien beleuchten einzelne Aspekte.[1]

Bis Anfang der 1970er Jahre war pflanzliche chinesische Medizin in der westlichen Welt außerhalb des chinesisch stämmigen Bevölkerungsteils in Amerika und Europa wenig verbreitet. Die ersten in PubMed[2] referenzierten Arbeiten zum Thema pflanzliche chinesische Medizin finden sich am Anfang der 70er Jahre. 1971 veröffentlichte die New York Times einen Artikel von James Reston (Reston 1971), in dem er beschreibt, wie die postoperativen Schmerzen seiner Blinddarm-Entfernung mit Akupunktur und pflanzlicher chinesischer Medizin erfolgreich behandelt wurden.

Wie sich der Umsatz pflanzlicher chinesischer Medizin in Europa und den USA seit dieser Zeit entwickelt hat, ist im Gegensatz zu asiatischen Ländern, selten untersucht worden. Für China (China Statistical Yearbook 2005), Japan[3] und Australien (Cohen 2005, S. 995 -1004; Wohlmuth 2002, S. 33 - 46) existieren

---

[1] Eisenberg 1998, S. 1569 - 1575; Tindle 2005, S. 42 - 49; Härtel 2004, S. 327 – 334; Ni 2002, S. 353 - 358; Maddalena 2004, Dobos 2005, S. 183 – 190.
[2] PubMed Website, URL: www.ncbi.nlm.nih.gov/entrez/query.fcgi, am 8. August 2007.
[3] Tsumura & Co. Web Site: Kampo Medicine Companies 1998, URL: http://www.tsumura.co.jp/english/kampo/wik/introduction2_1.htm, am 24. Januar 2007.

Statistiken über das Umsatzvolumen, die die Verbreitung der chinesischen pflanzlichen Medizinpräparate belegen. Zudem wurden Schätzungen des weltweiten Marktvolumens publiziert (Sukri 2002, S. 1 – 2; Leung 2002, S. 23). In den USA und in Deutschland gibt es hingegen nur einzelne Befragungen der Bevölkerung zu ihrem Konsumverhalten und vage Zahlen der Umsätze einzelner Hersteller und Händler pflanzlicher Medizinpräparate.

In einer Befragung der deutschen Bevölkerung wurde ermittelt, dass 1,6 % aller Befragten schon einmal chinesische Medizin verwendet haben (Härtel 2006, S. 330).[4] Eisenberg (Eisenberg 1998, S. 1569 - 1575), Ni (Ni 2002, S. 353 - 358) und Tindle (Tindle 2005, S. 42 - 49) haben mit Befragungen der amerikanischen Bevölkerung über ihren Konsum pflanzlicher Medizinpräparate wichtige Vorarbeit geleistet, um das Marktvolumen für pflanzliche chinesische Medizin in den USA einschätzen zu können. Auch die rechtlichen Rahmenbedingungen, die den Einsatz pflanzlicher Medizinpräparate in der westlichen Welt regeln, sind untersucht worden (Maddalena 2004, Dobos 2005, S. 183 - 190).

---

[4] Es wurden 1100 Personen befragt; 1,4 % der männlichen und 1,7 % der weiblichen Befragten haben „Traditionelle Chinesische Medizin" angewendet; Akupunktur wurde unabhängig von „Traditioneller Chinesischer Medizin" abgefragt (Härtel 2005, S. 330).

2 Grundlagen und Definitionen

2.1 Grundlagen

Pflanzen als Arzneimittel

Naturwissenschaftliche Erkenntnisse haben seit dem 19. Jahrhundert die arzneiliche Verwendung ganzer Pflanzen unnötig gemacht, indem man sie durch aus Pflanzen hergestellten Zubereitungen und Wirkstoffen ersetzte. Viele der heute zugelassenen Fertigarzneimittel bestehen aus Wirkstoffen, die ursprünglich aus einer Pflanze stammen. Pflanzen standen am Anfang einer Entwicklung, die es der Menschheit ermöglicht hat, hochwirksame synthetische Arzneimittel herzustellen und den Verlauf vieler Krankheiten zu heilen oder abzumildern. Hat eine Pflanze eine positive medizinische Wirkung, wird der Wirkstoff extrahiert, getestet und möglicherweise als Arzneimittel zugelassen. Weiterhin wird daran geforscht, den ehemals pflanzlichen Wirkstoff synthetisch herzustellen.

Abbildung 1 Vom pflanzlichen Stoff zum synthetisch hergestellten Arzneimittel

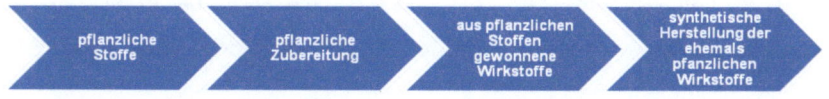

Der momentan potenteste Wirkstoff gegen Malaria, Artemisinin, ist in den 1970er Jahren in China entdeckt worden. Bis der Wirkstoff aus der Pflanze extrahiert und als Arzneimittel zugelassen und vertrieben werden konnte, schreiben wir das Jahr 1999. Seitdem wird daran geforscht, den Wirkstoff auch synthetisch herzustellen. Dies ist einer Forschergruppe von der Universität Berkeley gelungen. 2012 soll der synthetische Wirkstoff in industriellem Maßstab hergestellt werden können und den direkt aus der Pflanze gewonnenen Wirkstoff ersetzen. Er ist billiger, schnell herzustellen und nicht vom Klima und den Ernteerträgen in China und Ost-Afrika abhängig (Luyken 2011, S. 39; OneWord Health Website 2011).

Gibt es einen wissenschaftlichen Grund, warum pflanzliche Medizin weiterhin verwendet wird? Wenn in den Pflanzen Wirkstoffe vorhanden sind, werden Sie über kurz oder lang isoliert und synthetisch hergestellt.

Die Phase der Transformation zu synthetisch hergestellten Fertigarzneimitteln kann sich aber lange hinziehen. Bei pflanzlicher Medizin geht man davon aus, dass die Kombination der verschiedenen Inhaltsstoffe die Wirkung ausmacht, es also nicht ausreicht, nur einen Wirkstoff zu extrahieren. Die Zulassung von Vielstoffgemischen als Arzneimittel, sprich ganzen Pflanzen, ist schwierig. Die Zulassungsverfahren sind auf Einzelwirkstoffe oder auf eine Kombination einer überschaubaren Anzahl von Stoffen zugeschnitten. Der Komplexitätsgrad erhöht sich weiter, wenn aus verschiedenen Pflanzen ein Arzneimittel hergestellt wird. Um klinische Studien durchführen zu können, benötigt man reproduzierbare Ergebnisse. Das Verhältnis zwischen den einzelnen Bestandteilen der Pflanze muss immer gleich bleiben. Das lässt sich erreichen, wenn die Pflanze in ihre Bestandteile aufgespalten und diese in immer gleicher Menge und Konzentration wieder zusammengefügt werden können. Ein auf diese Weise gefertigtes und zugelassenes Präparat unterscheidet sich dann nicht mehr von anderen klinisch erprobten Arzneimitteln. Hinzu kommt ein ökonomisches Problem: Pflanzen lassen sich nicht als Arzneimittel patentieren. Es wurde ja keine innovative Leistung erbracht, sondern nur wissenschaftlich nachgewiesen, was im besten Fall ohnehin schon Jahrhunderte lang bekannt war.

Theorie der Wertschöpfungskette

Um die Verbreitung von pflanzlicher chinesischer Medizin untersuchen zu können, bedarf es einer geeigneten wissenschaftlichen Theorie, mit deren Hilfe die verschiedenen Vertriebswege klassifiziert und miteinander verglichen werden können. Mithilfe der Wertschöpfungskette werden die Produktionsschritte und Dienstleistungen beschrieben, die bis zum Konsum der Präparate durchlaufen werden. Die Firmen und Personen, die einen oder mehrere dieser Schritte durchführen, lassen sich so im Hinblick auf ihre Tätigkeitsbereiche vergleichen. Die Umsatzzahlen einer Firma, die vom Anbau bis zum Verkauf des fertigen Präparats alle Produktionsschritte selbst durchführt, lassen sich nicht problemlos mit denen eines Großhändlers vergleichen. Der Umsatz des Großhändlers scheint auf den ersten Blick geringer zu sein. Wenn man aber den Umsatz der beiden Firmen mit pflanzlichen Stoffen betrachtet, kann sich ein ganz anderes Bild ergeben.

Die Analyse der Wertschöpfungskette stützt sich auf Porters Theorie der Wettbewerbsanalyse (Porter 1985, S. 33 ff), eine der einflussreichsten und am weitest verbreiteten Theorien zur Analyse der Struktur von Märkten und Unternehmen. Mit der Wertschöpfungskette wird allgemein der Weg eines Produktes oder einer Dienstleistung bis zum Verbraucher beschrieben. Im Rahmen dieser Arbeit wird die Wertschöpfungskette[5] als eine Gruppe von Organisationen[6] oder Individuen, die direkt an dem Weg eines Produkts, einer Dienstleistung, eines Finanzstroms oder einer Information vom Ursprung zum Endkonsumenten beteiligt ist, bezeichnet (Mentzer 2001, S. 4).

Bei der Wertschöpfungskette wird zwischen der Betrachtung einer einzelnen Organisation (direkte Wertschöpfungskette) und deren direkten Kunden und Zu-

---

[5] „Supply chain".
[6] Beispielsweise die Anbauer der Grundstoffe, die weiterverarbeitenden Betriebe oder die Endkonsumenten.

lieferern einerseits und der Gesamtschau der Wertschöpfungskette (ultimative Wertschöpfungskette) andererseits unterschieden (Mentzer 2001, S. 4). In dieser Arbeit wird der Prozess der ultimativen Wertschöpfungskette vom Anbau der Pflanzen mit allen an der Erstellung des Präparats beteiligten Organisationen, wie Herstellern und Händlern, sowie Personen wie Verordnern bis hin zum Konsumenten betrachtet.

2.2 Definitionen

Medizin

„Medizin" wird in dieser Arbeit als die „Wissenschaft vom gesunden und kranken Menschen einschließlich der Heilkunst als deren praktische Ausübung mit Schwerpunkt auf die frühest mögliche Erkennung der Ursachen und Auswirkungen von Gesundheitsstörungen sowie deren Behandlung" definiert (Hoffmann 2003; S. 1189).

Abbildung 2 Definition Medizin

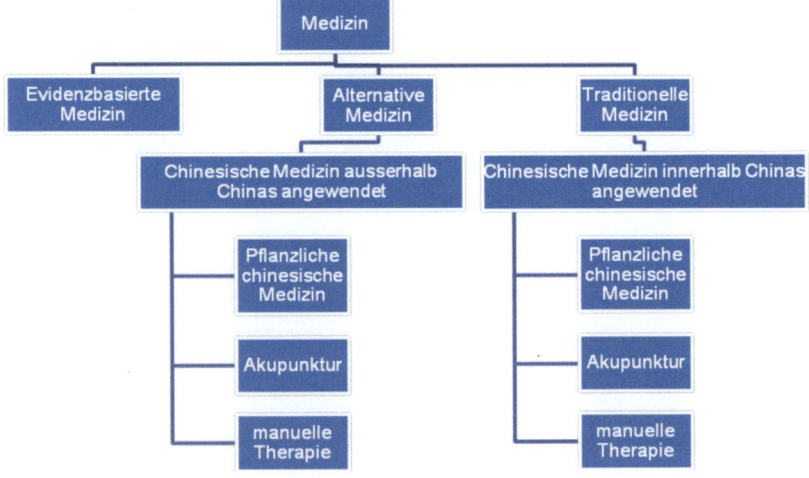

Evidenzbasierte Medizin

Für die umgangssprachlich als Wissenschaftliche Medizin oder Schulmedizin bezeichnete Medizin hat sich der Begriff „Evidenzbasierte Medizin" etabliert.

„Evidenzbasierte Medizin (EbM = beweisgestützte Medizin) ist demnach der gewissenhafte, ausdrückliche und vernünftige Gebrauch der gegenwärtig besten externen, wissenschaftlichen Evidenz für Entscheidungen in der medizinischen Versorgung individueller Patienten.

Unter Evidenz-basierter Medizin ("evidence based medicine") oder evidenzbasierter Praxis ("evidence based practice") im engeren Sinne versteht man eine Vorgehensweise des medizinischen Handelns, individuelle Patienten auf der Basis der besten zur Verfügung stehenden Daten zu versorgen. Diese Technik umfasst die systematische Suche nach der relevanten Evidenz in der medizinischen Literatur für ein konkretes klinisches Problem, die kritische Beurteilung der Validität der Evidenz nach klinisch epidemiologischen Gesichtspunkten; die Bewertung der Größe des beobachteten Effekts sowie die Anwendung dieser Evidenz auf den konkreten Patienten mit Hilfe der klinischen Erfahrung und der Vorstellungen der Patienten" (Deutsches Netzwerk Evidenzbasierte Medizin, 2011).

Tabelle 1 Evidenz-Typen

Stufe	Evidenz-Typ
Ia	wenigstens ein systematischer Review auf der Basis methodisch hochwertiger kontrollierter, randomisierter Studien
Ib	wenigstens eine ausreichend große, methodisch hochwertige randomisierte Studie
IIa	wenigstens eine hochwertige Studie ohne Randomisierung
IIb	wenigstens eine hochwertige Studie eines anderen Typs quasi-experimenteller Studien
III	mehr als eine methodisch hochwertige nichtexperimentelle Studie
IV	Meinungen und Überzeugungen von angesehenen Autoritäten aus klinischer Erfahrung; Expertenkommissionen; beschreibende Studien; für pflanzliche Arzneimittel anwendbar

Quelle: Das Deutsche Cochrane Zentrum, 2011

Alternative Medizin

Alternative Medizin (auch als Komplementärmedizin bezeichnet) umfasst die Heilmethoden, die weder in das dominante Gesundheitssystem des betrachteten Landes integriert, noch Teil der Medizintradition des Landes sind (WHO 2000, S. 1).

Traditionelle Medizin

Traditionelle Medizin umfasst die Heilmethoden, die Teil der Medizintradition des jeweiligen Landes sind, unabhängig davon, ob diese erklärbar sind oder nicht (WHO 2000, S. 1).

Chinesische Medizin

Chinesische Medizin basiert auf der in China entwickelten und traditionell angewendeten Medizintradition.[7] Laut der Traditional Medicine Strategy der World Health Organization (WHO) umfasst die chinesische Medizin:

- die Behandlung mit pflanzlichen, tierischen und mineralischen Substanzen,
- Akupunktur und Akupressur, d.h. die Behandlung gewisser Körperpunkte mit Nadeln bzw. durch manuellen Druck,
- manuelle Therapien, wie die Massagetechnik Tuina,
- ein Konzept zur gesunden Ernährung,
- Bewegungstherapien wie Qigong und
- spirituelle Therapien (World Health Organisation 2002, S. 8).

Wird Chinesische Medizin außerhalb Chinas angewendet, fällt Sie unter die Definition der Alternativen Medizin.

Wird Chinesische Medizin innerhalb Chinas angewendet, fällt Sie unter die Definition der Traditionellen Medizin.

Pflanzliche Medizin

Pflanzliche Medizin (Phytotherapie) ist die „Lehre von der heilenden Wirkung von Pflanzen; Behandlung mit Pflanzen oder Pflanzenteilen (Drogen)" (Reuter 2004; S. 1692) „Nicht zur Phytotherapie zählt die Anwendung isolierter Inhaltsstoffe (z. B. Atropin, Digitoxin und dem Wirkstoff nachgeahmter synthetischer Stoffe" (Hoffmann 2003; S. 1462). „Die traditionelle Phytotherapie beruht auf langer Erfahrung mit traditionell gebräuchlichen Heilkräutern und Indikationen;

---

[7] Es wird keine Unterscheidung zwischen chinesischer Medizin, Kampo Medizin aus Japan und Oriental Medicine aus Korea vorgenommen. All diese Medizinsysteme haben ihre Wurzeln in der chinesischen Medizintradition.

auch die chinesische, die ayurvedische und die tibetische Medizin etc. zählen dazu" (Hoffmann 2003; S. 1462).

Pflanzliche chinesische Medizin

Pflanzliche chinesische Medizin (chinesische Phytotherapie): ist die pflanzliche Medizin, die auf der in China entwickelten und traditionell angewendeten Medizintradition beruht.

Stoffe

Stoffe sind „alle Stoffe jeglicher Herkunft, und zwar

- menschlicher Herkunft, wie z.B. menschliches Blut und daraus gewonnene Erzeugnisse;
- tierischer Herkunft, wie z.B. Mikroorganismen, ganze Tiere, Teile von Organen, tierische Sekrete, Toxine, durch Extraktion gewonnene Stoffe, aus Blut gewonnene Erzeugnisse usw.,
- pflanzlicher Herkunft, wie z.B. Mikroorganismen, Pflanzen, Teile von Pflanzen, Pflanzensekrete, durch Extraktion gewonnene Stoffe usw.,
- chemischer Herkunft, wie z.B. chemische Elemente, natürliche chemische Stoffe und durch Umsetzung oder auf synthetischem Wege gewonnene chemische Verbindungen" (Richtlinie 65/65/EWG, Kapitel 1 Artikel 1).

Abbildung 3 Definition Stoffe

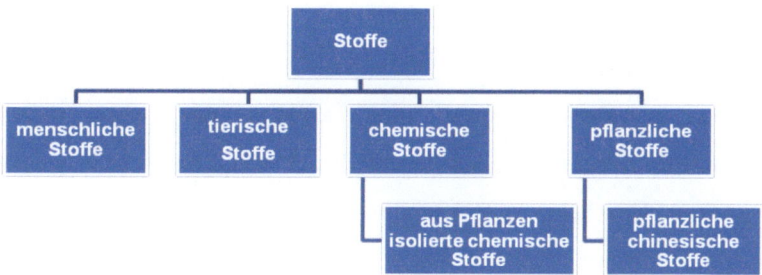

Stoffe können vom Gesetzgeber als Arzneimittel oder als Mittel[8] ohne medizinische Wirkung betrachtet werden.
in dieser Arbeit werden ausschließlich Präparate aus pflanzlichen Stoffen behandelt.

Pflanzliche Stoffe

Pflanzliche Stoffe oder pflanzliche Grundstoffe („Grundstoffe") sind „Alle vorwiegend ganzen, zerkleinerten oder geschnittenen Pflanzen, Pflanzenteile, Algen, Pilze, Flechten in unverarbeitetem Zustand, gewöhnlich in getrockneter Form, aber zuweilen auch frisch. Bestimmte pflanzliche Ausscheidungen, die keiner speziellen Behandlung unterzogen wurden, werden ebenfalls als pflanzliche Stoffe angesehen. Pflanzliche Stoffe sind durch den verwendeten Pflanzenteil und die botanische Bezeichnung nach dem binomialen System (Gattung, Art, Varietät und Autor) genau definiert" (Richtlinie 2004/24/EG Artikel 1 31).
Werden chemisch definierte Wirkstoffe aus Pflanzen isoliert, gelten diese nicht mehr als pflanzliche, sondern als chemische Stoffe. Pflanzliche Stoffe sind die

---

[8] Lebensmittel oder Kosmetische Mittel

Grundlage für in der Pflanzlichen Medizin (Phytotherapie)[9] eingesetzte Präparate.

Pflanzliche chinesische Stoffe
Pflanzliche chinesische Stoffe sind Stoffe aus in der chinesischen Medizin verwendeten Pflanzen, die für dort beschriebene Indikationen verwendet werden (chinesische Phytotherapie). Es sind dies die 442 Pflanzen und Pflanzenteile, die in dem offiziellen chinesischen Arzneibuch von 1992 aufgeführt sind. (Pharmacopoeia 1992).
Bei pflanzlichen Stoffen, die nicht ausschließlich in der chinesischen Medizin Anwendung finden, wurde nur der Teil betrachtet, der im Einklang mit der im chinesischen Arzneibuch beschriebene Anwendungen steht.
Die hier getroffene Definition pflanzlicher chinesischer Stoffe dient zur Abgrenzung des Forschungsgegenstandes. Würden beispielsweise aus China importierte Pflanzen, die als Nahrungsmittel ohne beabsichtigte medizinische Wirkung – etwa als Gewürz oder Salat – verwendet werden, in die Betrachtung mit eingehen, hätte dies signifikante Auswirkungen auf die zu erwartenden Ergebnisse.

Pflanzliche Zubereitungen
„Zubereitungen, die dadurch hergestellt werden, dass pflanzliche Stoffe Behandlungen wie Extraktion, Destillation, Pressung, Fraktionierung, Reinigung, Konzentrierung oder Fermentierung unterzogen werden. Diese umfassen zerriebene oder pulverisierte pflanzliche Stoffe, Tinkturen, Extrakte, ätherische Öle, Presssäfte und verarbeitete Ausscheidungen von Pflanzen" (Richtlinie 2004/24/EG Artikel 1 30).

---

[9] Definition siehe Anhang

Pflanzliche Medizinpräparate

Pflanzliche Medizinpräparate sind alle Mittel, „die als Wirkstoff(e) ausschließlich einen oder mehrere pflanzliche Stoffe oder eine oder mehrere pflanzliche Zubereitungen oder eine oder mehrere solcher pflanzlichen Stoffe in Kombination mit einer oder mehreren solcher pflanzlichen Zubereitungen enthalten" (Richtlinie 2004/24/EG Artikel 1 30).

Medizinpräparate, die chemisch definierte Wirkstoffe enthalten, egal ob diese aus Pflanzen isoliert oder synthetisch hergestellt worden sind, gelten nicht mehr als pflanzlich. Weiterhin lässt sich hier noch unterscheiden, ob das Mittel aus den Stoffen einer oder mehrerer Pflanzen hergestellt wurde (WHO 2000, S. 3-4).

Pflanzliche chinesische Medizinpräparate

Pflanzliche chinesische Medizinpräparate sind aus pflanzlichen chinesischen Stoffen hergestellte Medizinpräparate, die für in der chinesischen Medizin beschriebene Indikationen verwendet werden.

Abbildung 4 Pflanzliche Stoffe, Zubereitungen und Medizinpräparate

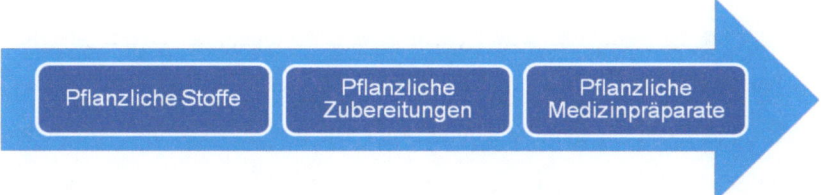

Zulassung von pflanzlichen Stoffen und aus ihnen hergestellten Mitteln

Pflanzliche Stoffe oder Mittel, die aus pflanzlichen Stoffen hergestellt werden, können nach europäischem Recht als Arzneimittel, Lebensmittel, oder kosmetische Mittel zugelassen werden.

Abbildung 5 Zulassung von pflanzlichen Stoffen

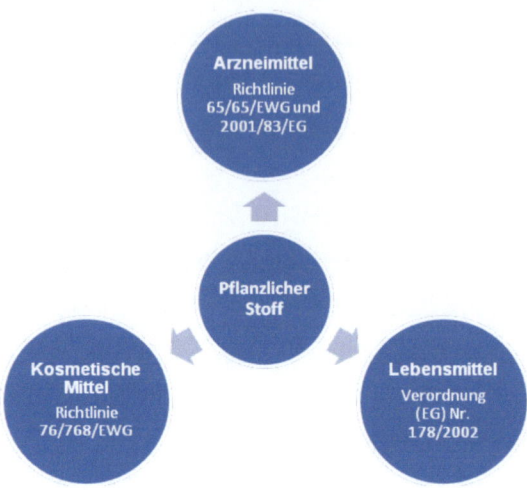

Die Realität gestaltet sich komplexer. Pflanzliche Stoffe werden auch außerhalb der genannten Zulassungskategorien als nicht zugelassene Arzneimittel gehandelt. Damit sind die Präparate offiziell keine Arzneimittel, werden aber als Arzneimittel eingesetzt.

In meiner Arbeit werden unter dem Oberbegriff Medizinpräparat alle aus pflanzlichen Stoffen hergestellten Mittel subsumiert, unabhängig davon, welchen rechtlichen Status das Mittel hat. Weiterhin wird zwischen zugelassenen Arzneimitteln und Gesundheitsmitteln unterschieden. Gesundheitsmittel sind nicht als Arzneimittel zugelassen, werden aber in manchen Fällen als solche verwendet.

Medizinpräparate

Medizinpräparate („Präparate") sind der Oberbegriff für Arzneimittel oder Gesundheitsmittel unabhängig von ihrer Zulassung. In der Arbeit wird weiterhin zwischen standarisiert hergestellten Fertigpräparaten und individuell für den einzelnen Patienten hergestellten Präparaten unterschieden.

Abbildung 6 Definition Medizinpräparate

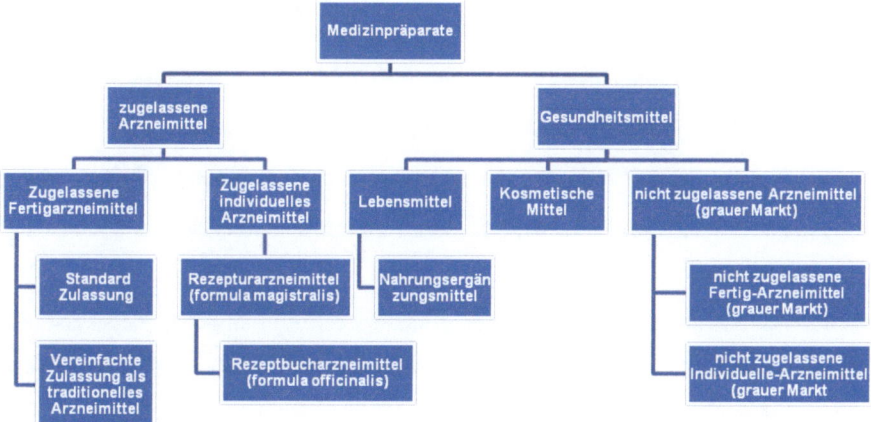

Arzneimittel

Als zugelassene Arzneimittel („Arzneimittel") bezeichnet man alle staatlich zugelassenen Stoffe oder Stoffkombinationen, die als Mittel zur Heilung oder zur Verhütung menschlicher oder tierischer Krankheiten dienen. Arzneimittel werden zur Erstellung einer ärztlichen Diagnose, zur Wiederherstellung, Besserung oder Beeinflussung der menschlichen oder tierischen Körperfunktion angewandt (Richtlinie 65/65/EWG, Kapitel 1 Artikel 1; Hoffmann 2003; S. 137). Weiterhin wird zwischen Fertigarzneimitteln und individuell hergestellten Arzneimitteln unterschieden. Klinische Studien sind für die staatliche Zulassung des Arzneimittels nicht zwangsläufig notwendig. Ein Arzneimittel kann auch ein erleichtertes Zulassungsverfahren erfolgreich durchlaufen haben (Artikel 16c 1 (c) Richtlinie 2004/24/EG). Um den Evidenztyp IV [10] zu erfüllen, reichen die „Meinungen und Überzeugungen von angesehenen Autoritäten (aus klinischer Erfahrung)" oder Expertenkommissionen, bzw. beschreibende Studien aus (Das Deutsche Cochrane Zentrum, 2011).

Zugelassene Fertigarzneimittel

Zugelassene Fertigarzneimittel („Fertigarzneimittel"), oder Arzneispezialitäten sind „alle Arzneimittel, die im voraus hergestellt und unter einer besonderen Bezeichnung und in einer besonderen Aufmachung in den Verkehr gebracht werden" (Richtlinie 65/65/EWG, Artikel 1 1). Ein Fertigarzneimittel ist ein Arzneimittel in konsumfertiger Form, das ein staatliches Zulassungsverfahren erfolgreich durchlaufen hat und bei dem die Arzneimittelzubereitung standardisiert durchgeführt wird.

Erleichterte Zulassungsverfahren für pflanzliche Mittel sind beispielsweise die Zulassung über Monographien oder die Zulassung als traditionelles Arzneimittel.

In Europa können Arzneimittel zugelassen werden, wenn Sie aus in Monographien beschriebenen pflanzlichen Stoffen bestehen und für dort zugelassene Indikationen verwendet werden (Richtlinie 2004/24/EG Artikel 16f 2). Auf europäischer Ebene erstellt das Committee on Herbal Medicinal Products (HMPC) diese Monographien („Community herbal monographs").

In Deutschland regelt § 25 Abs. 7 des Arzneimittelgesetzes die Erstellung von Monographien für Stoffe und Arzneimittel. In Deutschland sind die Monographien für heimische Pflanzen bis zum Jahr 1994 fertigstellt worden (BfArM 1994; Arzneimittelgesetz – AMG, § 25 Abs. 7).

---

[10] Siehe Tabelle 1 „Evidenz – Typen": Meinungen und Überzeugungen von angesehenen Autoritäten aus klinischer Erfahrung; Expertenkommissionen; beschreibende Studien, für pflanzliche Arzneimittel anwendbar (Das Deutsche Cochrane Zentrum, 2011).

Der Artikel 16c 1 (c) Richtlinie 2004/24/EG regelt die Zulassung von traditionellen Arzneimitteln auf europäischer Ebene. Das europäische Recht ist in den Mitgliedsstaaten in nationales Recht umgesetzt worden. In Deutschland regelt § 109a des Arzneimittelgesetz die Zulassung als traditionelles Arzneimittel. Nach § 109a des Arzneimittelgesetzes können Fertigarzneimittel als traditionelle Arzneimittel zugelassen werden. Für diese Zulassung werden „bibliographische Angaben über die traditionelle Anwendung oder Berichte von Sachverständigen" benötigt, „aus denen hervorgeht, dass das betreffende oder ein entsprechendes Arzneimittel zum Zeitpunkt der Antragstellung seit mindestens 30 Jahren, davon mindestens 15 Jahre in der Europäischen Union, medizinisch oder tiermedizinisch verwendet wird, das Arzneimittel unter den angegebenen Anwendungsbedingungen unschädlich ist und dass die pharmakologischen Wirkungen oder die Wirksamkeit des Arzneimittels auf Grund langjähriger Anwendung und Erfahrung plausibel sind" (Arzneimittelgesetz – AMG, § 39b, Abs.1 Satz 4). Dieses erleichterte Zulassungsverfahren kommt für chinesische Arzneimittel nicht in Betracht, da die 15 Jahre lange Verwendung in der Europäischen Union in der Regel nicht nachgewiesen werden kann (Knöss 2010, S. 36). Für Arzneimittel, die nicht seit 15 Jahren in der EU verwendet werden, ist eine Hintertür geschaffen worden: „Wenn das Produkt seit weniger als 15 Jahren innerhalb der Gemeinschaft verwendet worden ist, aber ansonsten für die vereinfachte Registrierung in Frage kommt, so verweist der Mitgliedstaat, in dem der Antrag auf Registrierung als pflanzliches Arzneimittel gestellt wurde, die Entscheidung über das Produkt an den Ausschuss für pflanzliche Arzneimittel. Der Mitgliedstaat legt entsprechende Unterlagen zur Begründung seines Antrags vor" (Richtlinie 2004/24/EG Artikel 16c 4).

In der Europäischen Union sind in der Vergangenheit keine pflanzlichen chinesischen Arzneimittel als Fertigarzneimittel nach einem der beschriebenen Verfahren zugelassen worden (Stand 2012).

Zugelassene individuelle Arzneimittel

Zugelassene individuelle Arzneimittel sind Arzneimittel, die individuell für den einzelnen Patienten hergestellt werden.

Rezepturarzneimittel sind „Arzneimittel, die in einer Apotheke nach ärztlicher Verschreibung für einen bestimmten Patienten zubereitet werden (sog. formula magistralis)" (Richtlinie 2001/83/EG Artikel 3 1).

Wird ein individuelles Arzneimittel nach den Vorschriften einer Pharmakopöe zubereitet, handelt es sich nach europäischen Recht um ein Rezeptbucharzneimittel, d.h. um ein Arzneimittel, das „für die unmittelbare Abgabe an die Patienten bestimmt ist, die Kunden dieser Apotheke sind (sog. formula officinalis)" (Richtlinie 2001/83/EG Artikel 3 2).

Herstellung und Prüfung von zugelassenen individuellen Arzneimitteln werden in Deutschland in § 6 der „Allgemeinen Vorschriften über die Herstellung und Prüfung der Verordnung über den Betrieb von Apotheken" (Apothekenbetriebsordnung - ApBetrO) geregelt. „Arzneimittel, die in der Apotheke hergestellt werden, müssen die nach der pharmazeutischen Wissenschaft erforderliche Qualität aufweisen. Sie sind nach den anerkannten pharmazeutischen Regeln herzustellen und zu prüfen; enthält das Arzneibuch entsprechende Regeln, sind die Arzneimittel nach diesen Regeln herzustellen und zu prüfen" (Apothekenbetriebsordnung – ApBetrO, § 6, Absatz 1, Satz 1).

Die Prüfung der Qualität der Grundstoffe und der Arzneimittel obliegt den Apotheken: „Der für die Prüfung Verantwortliche des beauftragten Betriebes hat unter Angabe der Charge sowie des Datums und der Ergebnisse der Prüfung zu bescheinigen, daß das Arzneimittel nach den anerkannten pharmazeutischen Regeln geprüft worden ist und die erforderliche Qualität aufweist (Prüfzertifikat)" (Apothekenbetriebsordnung – ApBetrO, § 6, Absatz 3; §11, Absatz 1).

Hinsichtlich der analytischen Untersuchungen gelten die Bestimmungen des europäischen, deutschen, oder im Fall von chinesischer Medizin die Bestimmungen des chinesischen Arzneibuchs (Segerath 2006, A. 4).

Gesundheitsmittel

Gesundheitsmittel können Lebensmittel nach Verordnung (EG) Nr. 178/2002, Kosmetika nach Richtlinie 76/768/EWG, oder nicht zugelassene Arzneimittel sein.

Gesundheitsmittel unterscheiden sich von zugelassenen Arzneimitteln dadurch, dass sie staatlich nicht zugelassen sind und keine Aussagen über ihre medizinische Wirksamkeit gemacht werden darf.

Lebensmittel

Lebensmittel sind "alle Stoffe oder Erzeugnisse, die dazu bestimmt sind oder von denen nach vernünftigem Ermessen erwartet werden kann, dass sie in verarbeitetem, teilweise verarbeitetem oder unverarbeitetem Zustand von Menschen aufgenommen werden" (Verordnung (EG) Nr. 178/2002, Artikel 2).

„Nicht zu Lebensmitteln gehören:

a) Futtermittel,

b) lebende Tiere, soweit sie nicht für das Inverkehrbringen zum menschlichen Verzehr hergerichtet worden sind,

c) Pflanzen vor dem Ernten,

d) Arzneimittel im Sinne der Richtlinien 65/65/EWG (1) und 92/73/EWG (2) des Rates,

e) kosmetische Mittel im Sinne der Richtlinie 76/768/EWG des Rates,

f) Tabak und Tabakerzeugnisse im Sinne der Richtlinie 89/ 622/EWG (4) des Rates,

g) Betäubungsmittel und psychotrope Stoffe im Sinne des Einheitsübereinkommens der Vereinten Nationen über Suchtstoffe, 1961, und des Übereinkommens der Vereinten Nationen über psychotrope Stoffe, 1971,

h) Rückstände und Kontaminanten" (Verordnung (EG) Nr. 178/2002, Artikel 2).

Nahrungsergänzungsmittel

Nahrungsergänzungsmittel sind „Lebensmittel, die dazu bestimmt sind, die normale Ernährung zu ergänzen und die aus Einfach- oder Mehrfachkonzentraten von Nährstoffen oder sonstigen Stoffen mit ernährungsspezifischer oder physiologischer Wirkung bestehen und in dosierter Form in den Verkehr gebracht werden, d. h. in Form von z. B. Kapseln, Pastillen, Tabletten, Pillen und anderen ähnlichen Darreichungsformen, Pulverbeuteln, Flüssigampullen, Flaschen mit Tropfeinsätzen und ähnlichen Darreichungsformen von Flüssigkeiten und Pulvern zur Aufnahme in abgemessenen kleinen Mengen" (Richtlinie 2002/46/EG, Artikel 2 a).

„Nahrungsergänzungsmittel können eine breite Palette von Nährstoffen und anderen Zutaten enthalten, unter anderem, aber nicht ausschließlich, Vitamine, Mineralstoffe, Aminosäuren, essenzielle Fettsäuren, Ballaststoffe und verschiedene Pflanzen und Kräuterextrakte" (Richtlinie 2002/46/EG Präambel, S.52).

Kosmetische Mittel

„Kosmetische Mittel sind Stoffe oder Zubereitungen, die dazu bestimmt sind, äußerlich mit den verschiedenen Teilen des menschlichen Körpers (Haut, Behaarungssystem, Nägel, Lippen und intime Regionen) oder mit den Zähnen und den Schleimhäuten der Mundhöhle in Berührung zu kommen, und zwar zu dem ausschließlichen oder überwiegenden Zweck, diese zu reinigen, zu parfümieren, ihr Aussehen zu verändern und/oder den Körpergeruch zu beeinflussen und/oder um sie zu schützen oder in gutem Zustand zu halten" (Richtlinie 76/768/EWG, Artikel 1).

Nicht zugelassene Arzneimittel

Nicht zugelassene Arzneimittel sind Gesundheitsmittel, die in dem Land, in dem sie gehandelt und konsumiert werden, nicht als Arzneimittel zugelassen sind. In diesem Fall liegen keine akzeptierten evidenzbasierten Studien oder Meinungen angesehener Autoritäten vor. Die nicht zugelassenen Arzneimittel können in einem anderen Land, vorzugsweise in Asien, als Arzneimittel zugelassen sein.

Nicht zugelassene Fertigarzneimittel

Nicht zugelassene Fertigarzneimittel sind Fertigarzneimittel, die in dem Land in dem sie verkauft und verbraucht werden, nicht zugelassen sind.

Nicht zugelassene individuelle Arzneimittel

Nicht zugelassene individuelle Arzneimittel sind individuelle Arzneimittel, die in dem Land, in dem sie verkauft und verbraucht werden, nicht zugelassen sind. Gründe für die nicht erteilte Zulassung können unter anderem sein: das Verbot von in dem Arzneimittel verwendeten Stoffen oder fehlende Qualitätsprüfungen der verwendeten Stoffe.

Die beteiligten Parteien

Abbildung 7 Wertschöpfungskette Individuelle- und Fertigarzneimittel

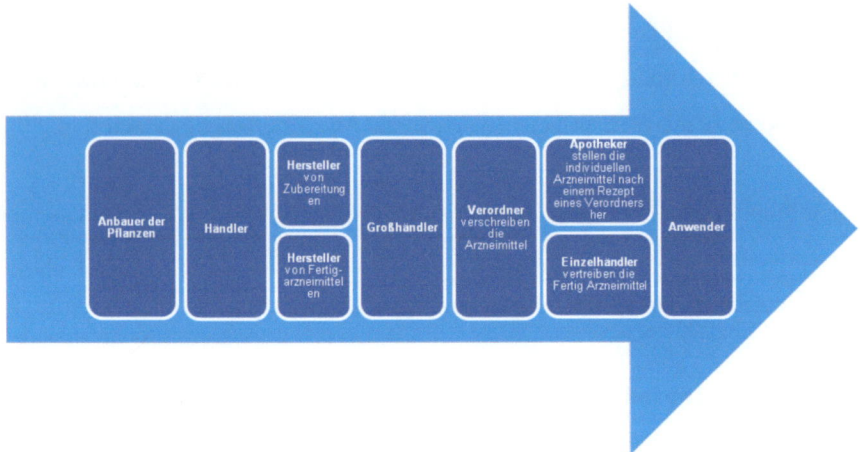

Anbauer der Pflanzen
Person oder Unternehmen die die Pflanzen sät, aufzieht und erntet.

Händler
Personen oder Unternehmen, die Pflanzen von Anbauern aufkaufen und dem Hersteller der Stoffe, Zubereitungen oder Präparate liefern und verkaufen.

Hersteller von Zubereitungen
Person oder Unternehmen, die Zubereitungen produziert und verpackt.

Hersteller von Fertigarzneimitteln
Person oder Unternehmen die Fertigarzneimittel produziert und verpackt.

Größhändler

Großhändler oder der Großhandelsvertrieb von Arzneimitteln ist „jede Tätigkeit, die in der Beschaffung, der Lagerung, der Lieferung oder der Ausfuhr von Arzneimitteln besteht, mit Ausnahme der Abgabe von Arzneimitteln an die Öffentlichkeit; diese Tätigkeiten werden mit Herstellern oder deren Kommissionären, Importeuren oder sonstigen Großhändlern oder aber mit Apothekern und Personen abgewickelt, die in dem betreffenden Mitgliedstaat zur Abgabe von Arzneimitteln an die Öffentlichkeit ermächtigt oder befugt sind. (Richtlinie 2001/83/EG Artikel 1 17).

Verordner

Verordner sind Personen, die, sei es mit abgeschlossenem naturwissenschaftlichem oder medizinischem Studium oder einer sonstigen Ausbildung oder ohne Ausbildung, pflanzliche chinesische Medizin verschreiben und auf deren Veranlassung hin Anwender pflanzliche chinesische Medizin einnehmen.

Ärzte

Ärzte sind Verordner pflanzlicher chinesischer Medizin, die ein universitäres naturwissenschaftliches Medizinstudium absolviert haben. Arzt ist eine „gesetzlich geschützte Bezeichnung für den nach endgültiger Bestallung (Approbation) zur Ausübung des Arztberufs Berechtigten (Hoffmann 2003; S. 138).

Nicht ärztliche Verordner

Nicht ärztliche Verordner sind Verordner pflanzlicher chinesischer Medizin, die eine staatliche anerkannte Prüfung abgelegt haben, die es ihnen erlaubt, pflanzliche chinesische Medizin auszuüben. Als Beispiel sei hier der Heilpraktiker in

Deutschland angeführt: Heilpraktiker ist eine „Berufsbezeichnung für Nichtärzte, die nach dem Heilpraktikergesetz eine selbständige Ausübung der Heilkunst durchführen dürfen. Voraussetzung: Vollendung des 25. Lebensjahrs, einwandfreies polizeiliches Führungszeugnis und die Überprüfung durch einen Amtsarzt. Es handelt sich nicht um einen Lehrberuf, d.h. es gibt keine geregelte Ausbildung, Heilpraktikerschulen können fakultativ besucht werden. Dem Heilpraktiker sind fast alle diagnostischen und therapeutischen Methoden erlaubt, verboten sind ihm die Verordnung verschreibungspflichtiger Medikamente, die Ausübung der Zahnheilkunde und die Anwendung von Röntgenstrahlen. Ihm ist die Behandlung fast aller Krankheiten erlaubt, bis auf die meldepflichtiger und sexuell übertragbarer Krankheiten, die Geburtshilfe und die Leichenschau mit Ausstellung von Totenscheinen" (Hoffmann 2003; S. 792).

Apotheker
Apotheker sind die Leiter von Apotheken, in denen Arzneimittel verkauft werden. Apotheker beschäftigen sich mit der Abgabe (dem Verkauf), der Herstellung, Beurteilung und Prüfung von Arzneimitteln.

Anwender
Anwender sind Personen, die pflanzliche chinesische Medizinpräparate zu sich nehmen.

3 Methodendarstellung

Dieses Kapitel erläutert die Methoden, die angewandt wurden um die Daten für die getätigten Analysen zu erhalten. Neben der klassischen Literaturrecherche in Bibliotheken und im Internet stützt sich diese Arbeit vor allem auf Experteninterviews.

3.1 Literaturrecherche

Zur Beantwortung der Fragestellungen dieser Untersuchung wurde die verfügbare internationale wissenschaftliche Literatur herangezogen. Weiterhin wurde eine breit angelegte Internetrecherche und eine Suche nach Stichworten in Metadatenbanken, die auf die Datenbestände großer Bibliotheken zugreifen, durchgeführt. Zu nennen ist etwa der Karlsruher Virtuelle Katalog.[11] So konnte beispielsweise in den Beständen der Bayerischen Staatsbibliothek, der Staatsbibliothek zu Berlin, der Library of Congress, der British Library und der Australischen Nationalbibliothek gesucht werden. Die verwendeten Stichworte für die Suche waren: „Traditional Chinese Medicine", „Chinese Herbal Medicine", „Oriental Traditional Medicine", „Kampo[12]", "Herbal" und „Herbal Medicine". Der Begriff „Traditional Chinese Medicine" ist weit verbreitet und wird in wissenschaftlichen Quellen häufig verwendet. „Chinese Herbal Medicine" ist ein oft verwendeter Oberbegriff für pflanzliche chinesische Medizin. „Oriental Traditional Medicine" und „Kampo" sind die in Korea bzw. Japan verwendeten Synonyme für „Chinese Herbal Medicine".

Die Quellensuche im Internet stützte sich auf Internet-Suchmaschinen. Auch bei der Internetrecherche wurde nach den genannten Begriffen gesucht. Zusätzlich

---

[11] Karlsruher Virtueller Katalog. Website: http://www.ubka.uni-karlsruhe.de/kvk.html?, am 16. Mai 2010.

[12] Japanisch für chinesisches Verfahren; In Japan verwendetes Synonym für chinesische Medizin.

wurden sie in Kombination mit den Begriffen „Market" und „Market Volume" in die Google-Standard-Suche auf der Startseite eingegeben.[13] Für die Wertschöpfungskette wurde explizit nach Firmen, die pflanzliche chinesische Medizin herstellen oder vertreiben, gesucht. Alle Hinweise in der Literatur wurden in die Google-Web-Suche eingegeben mit dem Ziel weitere Ergebnisse zu finden. Mithilfe der quantitativen Auswertung der PubMed Datenbank (McEntyre 2001, S. 1317 – 1319) wurde die Häufigkeit der Suchergebnisse von Stichworten untersucht, die die Entwicklung der wissenschaftlichen Beschäftigung mit pflanzlicher chinesischer Medizin seit 1970 belegen.

PubMed ist eine der wichtigsten medizinischen Datenbanken der Welt. Sie wird vom amerikanischen National Center for Biotechnology Information betrieben.[14] Über die Suchfunktion kann anhand von Stichwörtern nach Artikeln gesucht werden (McEntyre 2001, S. 1317 - 1319).

Um eine wissenschaftlich nachvollziehbare, möglichst umfangreiche Quellensuche zu gewährleisten, wurde in PubMed nach Begriffen gesucht, die im Zusammenhang mit pflanzlicher chinesischer Medizin in wissenschaftlichen Abhandlungen aufgeführt werden. Gesucht wurde danach, in wie vielen verschiedenen Veröffentlichungen die Begriffe „Traditional Chinese Medicine"[15] und „Chinese

---

[13] Google Cooperation Website,
URL: http://www.google.de und http://www.google.com, am 15. Juli 2010.
[14] PubMed Website, URL: www.ncbi.nlm.nih.gov/entrez/query.fcgi, am 18. Mai 2008.
[15] Die genaue Suche in der PubMed Datenbank lautete beispielsweise für Traditional Chinese Medicine im Jahr 2005: (("chinese traditional medicine"[Text Word] OR "medicine, chinese traditional"[MeSH Terms] OR traditional chinese medicine[Text Word]) AND 2005[Publication Date]) AND (English[lang] OR French[lang] OR German[lang] OR Italian[lang] OR Russian[lang] OR Spanish[lang]) AND "humans"[MeSH Terms], für "chinese herbal medicine" im Jahr 2005; sowie (("asian continental ancestry group"[MeSH Terms] OR chinese[Text Word]) AND ("medicine, herbal"[MeSH Terms] OR herbal medicine[Text Word])) AND 2005[Publication Date] AND (English[lang] OR French[lang] OR German[lang] OR Italian[lang] OR Russian[lang] OR Spanish[lang]) AND "humans"[MeSH Terms] für Abfrage "chinese herbal medicine". Die Jahreszahl wurde in den Abfragen an das jeweilige Jahr angepasst. Traditional Chinese Medicine wurde durch die weiteren zu Suchbe-

Herbal Medicine", „Oriental Traditional Medicine", „Kampo", "Herbal" und „Herbal Medicine" pro Jahr im Zeitraum 1970 bis 2005 verwendet wird. Zusätzlich wurde eine Suchabfrage über alle veröffentlichten Publikationen durchgeführt. Die Suche orientierte sich an den Parametern Zeit[16], Sprache[17] und Gattung.[18] Die verwendete Zeitperiode umfasst ein Jahr. Beginnend mit dem Jahr 1970 bis einschließlich 2005 wurde ermittelt, wie häufig der gesuchte Begriff pro Jahr in PubMed unter den genannten Voraussetzungen aufgefunden wurde. Der Vergleich der einzelnen Jahre lieferte klar definierte, gut zu vergleichende Ergebnisse. Berücksichtigt wurden Artikel, die in den Sprachen Englisch, Französisch, Deutsch, Italienisch, Russisch und Spanisch erschienen sind. Weiterhin wurde mit der Einschränkung auf „humans"[19] nur Arbeiten als Ergebnisse aufgenommen, die sich mit wissenschaftlicher Forschung für den Menschen beschäftigen.[20]

Die gewonnenen Daten wurden aufbereitet und verglichen. Um auszuschließen, dass die Zahl der Veröffentlichungen zum Thema pflanzliche chinesische Medizin mit der Gesamtzahl aller Veröffentlichungen korreliert, wurde die Anzahl der Suchergebnisse zum Begriff „Chinese Herbal Medicine" mit der Gesamtzahl

---

griffe ersetzt: „Chinese Herbal Medicine", „Oriental Traditional Medicine", „Kampo", "Herbal" und "Herbal Medicine".

[16] [Publication Date].

[17] Die gewünschten Sprachen wurden in das Feld [lang] eingegeben.

[18] Der Suchbegriff "humans" (Menschen) wurde im Feld [MeSH Terms] eingegeben.

[19] [MeSH Terms].

[20] Beispielhaft für alle Abfragen ist die Suchabfrage vom 4. April 2006 für den Begriff Traditional Chinese Medicine auf der PubMed Website,
URL: http://www.ncbi.nlm.nih.gov/entrez/query.fcgi?DB=PubMed: (("chinese traditional medicine"[Text Word] OR "medicine, chinese traditional"[MeSH Terms] OR traditional chinese medicine[Text Word]) AND 2003[Publication Date]) AND (English[lang] OR French[lang] OR German[lang] OR Italian[lang] OR Russian[lang] OR Spanish[lang]) AND "humans"[MeSH Terms].
Der Teil: [Publication Date]) AND (English[lang] OR French[lang] OR German[lang] OR Italian[lang] OR Russian[lang] OR Spanish[lang]) AND "humans"[MeSH Terms] ist bei allen Abfragen gleich.

aller in PubMed veröffentlichen Publikationen verglichen. Außerdem wurde die Zahl der Treffer des Suchbegriffs „Chinese Herbal Medicine" mit der Zahl der Treffer des Suchbegriffs "Herbal" verglichen. So lässt sich ermitteln, ob die Zahl der Veröffentlichungen zum Thema „Pflanzliche chinesische Medizin" von der Zahl der Veröffentlichungen zum Thema „Pflanzliche Medizin" abhängt.

3.2 Experteninterviews

Im Rahmen dieser Arbeit wurden Interviews mit Geschäftsführern deutscher Großhändler pflanzlicher Stoffe, die in der chinesischen Medizin verwendet werden, durchgeführt.[21] Befragt wurden die Geschäftsführer von Großhandelsunternehmen, die diese Stoffe in Deutschland vertreiben. Ziel der Befragung war es, Informationen über die verschiedenen Akteure, die Entwicklung des Marktes und das Marktvolumen zu erhalten. Auch wurde gefragt, was die Großhändler unter pflanzlicher chinesischer Medizin verstehen.

Folgende Überlegungen führten dazu, die Großhändler zu befragen: Sie bilden die Schnittstelle zwischen Produzenten in Asien und dem Einzelhandel in Europa und haben den besten Überblick über den gesamten Markt. Anwender pflanzlicher chinesischer Medizinpräparate hätten viele Fragen nicht beantworten können, da sie nicht über die Herkunft der Grundstoffe und die rechtlichen Rahmenbedingungen informiert sind. Die Befragung der Verordner genügt nicht, weil sie keine Auskunft über die Medizinpräparate gäbe, die nicht über offizielle, gesetzlich legitimierte Handelswege verkauft werden. Es ist zu vermuten, dass die Verordner nicht darüber Auskunft geben, ob sie auf dem „grauen Markt"[22] erhältliche Präparate verschreiben. Bei der Befragung von Einzel-

---

[21] Pflanzlicher Grundstoff, Droge; getrocknete Pflanze oder Pflanzenteil (Hoffmann 2003; S. 454) (Pflanzliche Drogen), die bis auf den Vorgang des Trocknens und Zerkleinerns nicht mechanisch, physisch oder chemisch weiterverarbeitet wurden.

[22] Handel im legalen Grenzbereich, „im engeren Sinn Absatzweg, bei dem Güter direkt beim Hersteller oder Großhändler unter Ausschaltung des Einzelhandels gekauft werden; im weite-

händlern, wie beispielsweise Apothekern, ergäbe sich eine hohe Wahrscheinlichkeit von systematischen Ausfällen (Wiesnet 2008, S. 49 ff). Diese entstehen, wenn ein abgrenzbarer Teil der Grundgesamtheit, etwa besonders umsatzstarke Apotheken, an der Befragung nicht teilnimmt. Aufgrund der geltenden gesetzlichen Rahmenbedingungen beliefern die Produzenten von Fertigpräparaten den europäischen Markt offiziell nicht. Tiefe Einblicke in die Zusammenhänge des europäischen Marktes ließen sich deshalb von deren Befragung nicht erwarten.

Die Durchführung der Experteninterviews gliederte sich in die folgenden Phasen: Recherche, Erstellung des Fragebogens, Durchführung der Experteninterviews und Auswertung der Ergebnisse. Recherchen in vorhandenen Quellen wie Büchern, wissenschaftlichen Fachmagazinen, Zeitungen und Internet mit dem Ziel, Lücken im bisherigen Wissensstand aufzudecken, gingen der Erstellung des Fragebogens voraus. Im Vorfeld wurde die Struktur des Marktes für pflanzliche Medizin in Deutschland erforscht. Sondierungsgespräche mit Anwendern, Ärzten, Apothekern und Großhändlern dienten dazu, die Abläufe möglichst genau zu verstehen.

Aufbauend auf den im Vorfeld recherchierten Informationen wurden die Interviewfragen erstellt. Der Fragebogen basiert auf dem Buch „Der Weg zu einem Leitfaden" (Helfferich 2005). Wesentlich war es, methodisch geeignete Fragen zu stellen. Dabei musste der Tatsache Rechnung getragen werden, dass nur subjektive Sichtweisen erhoben werden können und nur Fragen sinnvoll erscheinen, die vom Ergebnis her offene und überprüfbare Antworten erzeugen (Helfferich 2005, S. 167 - 169).

---

ren Sinn unregulierter Handel mit Waren und Dienstleistungen außerhalb des organisierten Marktes" (Meyers Lexikonverlag 2007).

Der Fragenkatalog umfasst in seiner endgültigen Fassung 70 Fragen.[23] Es wurde darauf geachtet, dass die Fragen offen, neutral und klar verständlich gestellt wurden (Bührmann 2005).

Gerade für die Auswertung und Interpretation von quantitativen Aussagen ist es wichtig festzustellen, was der Experte schätzt: Beispielsweise wurde gefragt, ob das Marktvolumen von pflanzlichen chinesischen Grundstoffen an den verschiedenen Stationen der Wertschöpfungskette zu Ein- oder Verkaufspreisen des Großhandels oder zu den Preisen, die der Anwender bezahlt, gemessen wurde.

Vor der Erstellung des Fragebogens musste geklärt werden, wer als Experte für die Durchführung der Interviews geeignet ist. Unter Berücksichtigung der Fragestellungen der Arbeit und der in der Literatur nur unzureichend untersuchten Aspekte des Forschungsgebiets habe ich Geschäftsführer der Großhändler pflanzlicher chinesischer Medizinpräparatehersteller befragt. Sie besitzen einen guten Überblick über den deutschen Markt für pflanzliche chinesische Medizin und über die von ihnen belieferten Kunden. Es lässt sich ein sehr genaues Bild des Verkaufs von pflanzlichen chinesischen Medizinpräparaten über Apotheken in Deutschland erstellen. Alle Apotheken sind Kunden bei Großhändlern. Die Großhändler können ihre Konkurrenten, die die Medizinpräparate über das Internet oder über Verordner vertreiben, zumindest näherungsweise einschätzen. Der Befragung ging eine Internetrecherche voraus, um sämtliche Großhändler pflanzlicher chinesischer Medizinpräparate in Deutschland ausfindig zu machen. Auch das Zentrallabor der deutschen Apotheker, das in einer Studie die Qualität der Grundstoffe deutscher Großhändler geprüft hat (Ihrig 2004, S. 3776), wurde

---

[23] Die Fragen sind in die Themenbereiche untergliedert:
    A. Der Markt für pflanzliche chinesische Medizinpräparate
    B. Marktteilnehmer
    C. Rahmenbedingungen für pflanzliche chinesische Medizin
    D. Kennzahlen des Unternehmens des befragten Experten
    E. Zukünftige Entwicklung des Marktes

um Auskunft gebeten. Aufgrund der relativ geringen Zahl der zu befragenden Großhändler wurde angestrebt, eine Vollerhebung durchzuführen.

Die Geschäftsführer gerade der umsatzstarken Unternehmen waren oft schwer zu erreichen. Die Befragungen wurden nach vorheriger Terminabsprache und in einigen Fällen nach Zusendung des Fragebogens telefonisch durchgeführt. Mit Frage B. 7 [24] des Fragebogens erkundigte ich mich explizit nach anderen Anbietern, um möglicherweise mir noch unbekannte Anbieter zu ermitteln. Die Befragungsdauer war auf 90 Minuten angesetzt.[25]

Die Interviews habe ich über das Telefon geführt und zwar je nach Terminlage der befragten Experten spontan - oder nach vorheriger Terminabsprache. Den Interviews liegt ein Gesprächsleitfaden zugrunde. Bei ausweichenden Antworten der Befragten stellte ich vertiefende Fragen. Wollte ein befragter Großhändler beispielsweise seinen eigenen Umsatz nicht nennen, habe ich, um trotzdem einen Anhaltspunkt für die Höhe des Umsatzes zu bekommen, nach der Zahl der verschickten Medizinpräparate pro Tag oder der Zahl der Mitarbeiter gefragt. Damit sollte das bürokratische Abhaken von Fragen,[26] ohne eine klärende Vertiefung der Antworten, vermieden werden (Bührmann 2005). Während des Gesprächs mit den Experten habe ich immer ein Handprotokoll erstellt. Zusätzlich wurden einige Gespräche auf Tonband aufgenommen, um die Qualität der Mitschriften kontrollieren zu können.

Der von mir während des Gesprächs auszufüllende Fragebogen wurde den Experten mit der Bitte um Durchsicht und Ergänzung sowie gegebenenfalls Korrektur zugesandt. Die von ihnen vorgenommenen Korrekturen wurden eingearbeitet. Die Daten sind im Rahmen der qualitativen Inhaltsanalyse ausgewertet worden (Mayring 1993).

---

[24] Die Antworten der Experten werden mit Verweis auf die gestellte Frage zitiert: Der Buchstabe kennzeichnet den Themenbereich, die Zahl die einzelne Frage in dem Themenbereich.
[25] In der Realität betrug die Interviewdauer 90 bis 180 Minuten.
[26] Die so genannte „Leitfadenbürokratie".

Von den zwölf in Deutschland tätigen Großhändlern habe ich die acht größten und etabliertesten Firmen für die Befragung ausgewählt. Die Firmen Pharma-Chin, China Medica, Herbasin[27], Sinores, Yong Quam, Mediherb, Phytocomm und Caesar & Loretz haben an der Befragung teilgenommen. Die Geschäftsführer von Chinamed wollten nicht an der Befragung teilnehmen, die Firmen Chimedis, Sinoherb und Kyberg[28] wurden nicht befragt.[29] Der Markt wird von den Firmen Caelo, China Medica, Herbasin, Pharma Chin, Sinores dominiert (Hilsdorf 2006, B. 7). Mit der Befragung kann über einen sehr großen Anteil der in Deutschland an Apotheken verkauften chinesischen Grundstoffe verlässlich Auskunft gegeben werden.

Befragt habe ich außerdem den Geschäftsführer des Softwareunternehmens WAE–Pharma. Diese Firma vertreibt ein Computerprogramm, mit dessen Hilfe Apotheker und Großhändler die Rezepturen für pflanzliche chinesische Medizinpräparate katalogisieren, Abrechnungen schreiben und Kundendaten verwalten können.

Die befragten Personen haben zwischen 1988 und 2004 begonnen, sich geschäftlich mit pflanzlicher chinesischer Medizin zu befassen. Die von den Befragten geführten Firmen haben in den Jahren 1981 bis 2005 mit dem Handel pflanzlicher chinesischer Präparate begonnen.

---

[27] Seit 2009 HerbaSinica Hilsdorf GmbH
[28] Im Jahr 2010 trat die Firma Kyberg auch nicht mehr als Anbieter in Erscheinung.
[29] Die Firma Kyberg war zum Zeitpunkt der Befragung gerade erst als Anbieter in Erscheinung getreten. Bei der Firma Sinoherb und Chimedis ließ sich kein Ansprechpartner ermitteln.

Tabelle 2 Gründungsjahre der befragten Großhandelsunternehmen

Firma	Herba-sin	Medi-herb	Phyto-comm	China Medica	Pharma Chin	Young Quam	Sinores	Caesar und Loretz	WAE - Pharma
Befragter	Hilsdorf	Stolley	König	Bachhuber	Joachim-meyer	Weinfurth[30]	Löschner	Segerath	Erdle
Frage A.1: Seit wann sind Sie im Bereich der pflanzlichen chinesischen Medizin tätig?									
Firma	1996	k.A.[31]	2000	1981	2004	k.A.[32]	1988	2005	1995
Persönlich	k.A.	k.A.	2000	2001	1990	k.A.	1988	2004	1995

Einige der Firmen, denen die Befragten vorstehen, gehören zu den ersten Anbietern von pflanzlichen chinesischen Medizinpräparaten in Deutschland. China Medica wurde 1981 gegründet, auch Young Quam gehört zu den Pionieren der Branche (Weinfurth 2006, A. 1). Damit ist gewährleistet, dass die Befragten über die Entwicklung des Marktes für pflanzliche chinesische Medizinpräparate in Deutschland gültige und belastbare Aussagen treffen können.

---

[30] Caelo
[31] Stolley hat die Frage nicht beantwortet.
[32] Weinfurth hat die Frage nicht beantwortet. Aus der Antwort geht hervor, dass Weinfurth die Firma Young Quam als einen Pionier der Branche betrachtet (Weinfurth 2006, A. 1). Dies lässt vermuten, dass Young Quam seit den 1980er Jahren pflanzliche chinesische Grundstoffe vertreibt.

4 Pflanzliche chinesische Medizin im Verständnis der befragten Experten

Die Verbreitung pflanzlicher chinesischer Medizinpräparate hängt von den rechtlichen Rahmenbedingungen für deren Zulassung ab.

In den Ländern der westlichen Welt gibt es keine allgemeine Übereinkunft darüber, was genau unter pflanzlichen chinesischen Medizinpräparaten zu verstehen ist, auch wenn die Auffassung darüber von den geltenden rechtlichen Rahmenbedingungen beeinflusst wird.

Die durchgeführten Experteninterviews zeigen, dass die Sachverständigen[33] unter pflanzlicher chinesischer Medizin in erster Linie individuelle Medizinpräparate, hergestellt aus pflanzlichen Stoffen, die in der chinesischen Medizin verwendet werden, verstehen. Diese Medizinpräparate werden für historisch aus der chinesischen Medizin überlieferte Indikationen verwendet.

Aus chemischen Einzelwirkstoffen bestehende Medizinpräparate werden grundsätzlich nicht zur pflanzlichen chinesischen Medizin gezählt, auch wenn diese aus einer Pflanze extrahiert wurden (Bachhuber 2006, A. 3; König 2006, A. 3). Grundstoffe, gewonnen aus 250 bis 400 Pflanzen, bilden die Grundlage für die Herstellung der Medizinpräparate (Erdle 2006 A. 2; Weinfurth 2006, A. 2). Nicht alle Präparate, die aus diesen Pflanzen gewonnen werden, gehören zur chinesischen Medizin. Beispielsweise werden die umsatzstarken Ginkgo-Fertigpräparate, die für Indikationen der westlichen Medizin eingesetzt werden, nicht als der chinesischen Medizin zugehörig empfunden. Zur chinesischen Medizin gehören nur die Ginkgo-Grundstoffe, die zu Präparaten für chinesische Indikationen weiterverarbeitet werden (Bachhuber 2006, A. 3; König 2006, A. 3).

---

[33] Verordner, Großhändler.

Ob die Grundstoffe von den Anwendern als Arzneimittel oder Lebensmittel bzw. als Kosmetisches Mittel verwendet werden, kann nicht immer klar abgegrenzt werden (Wang 1996, S. 2). Bei Zubereitungen wie Tees und Suppen besteht ein gewisser Interpretationsspielraum.

Die Zahl der Grundstoffe, die sowohl in der westlichen wie auch in der chinesischen Pflanzenheilkunde verwendet werden, liegt bei 5% bis 12,5 % der in China verwendeten Pflanzen (Weinfurth, 2006 A. 4; Segerath 2006, A. 4).[34] Dazu gehören: die Angelica-Wurzel, Salbei, Beifuß/Artemisia, Rhabarber, Zimt, Sesam und gewöhnlicher Löwenzahn (Bachhuber 2006, A. 4; Weinfurth 2006, A. 4). Bei Pflanzen, aus denen sowohl westliche wie auch chinesische Medizinpräparate hergestellt werden, ist eine Unterscheidung, ob der Grundstoff für die westliche oder chinesische Medizin verwendet werden soll, möglich: Exemplarisch ist das Vorgehen der Firma Caelo:[35] Dort werden etwa 50 Grundstoffe vertrieben, die sowohl in der chinesischen als auch in anderen Medizintraditionen Verbreitung finden (Segerath 2006, D. 4). Die pharmakologische Prüfung der Substanzen in den pflanzlichen Grundstoffen ist abhängig davon, in welcher Medizintradition die Grundstoffe eingesetzt werden. „Unterschiedliche Bestandteile der Pflanze werden in den verschiedenen Medizintraditionen als Wirkstoffe angesehen, was unterschiedliche Prüfverfahren notwendig macht. Medizinpräparate, die in der pflanzlichen chinesischen Medizin Verbreitung finden sollen, werden nach dem chinesischen Arzneibuch geprüft. Pflanzen, die für eine westliche pflanzliche Therapie eingesetzt werden sollen werden nach dem deutschen Arzneibuch geprüft" (Segerath 2006, A. 4).

---

[34] Die Frage A.4: „Gibt es Ihrer Ansicht nach Überschneidungen mit in der westlichen Pflanzenheilkunde angewendeten Heilkräutern?" wurde viermal mit „Ja" und einmal mit „Nein" beantwortet.
[35] Cäsar und Lorenz GmbH.

In der Europäischen Union (EU) sind die rechtlichen Rahmenbedingungen für den Verkauf von Grundstoffen und Fertigpräparaten unterschiedlich. Es gibt innerhalb der Europäischen Union Harmonisierungsbestrebungen.

Fertigpräparate können in einigen Ländern wie Deutschland und Frankreich nur eingeschränkt verkauft werden, da sie als zulassungspflichtige Arzneimittel behandelt werden. In anderen Ländern wie Großbritannien und den Benelux-Staaten werden die Fertigpräparate häufig als Lebensmittel eingestuft und frei verkauft (Weinfurth 2006, C. 8).

Pflanzliche Stoffe, individuelle Präparate[36] und Fertigpräparate konnten in den USA ohne teures Zulassungsverfahren auf den Markt gebracht werden. Fertigpräparate werden in den USA hergestellt, verkauft und von den Marktteilnehmern als Bestandteil der chinesischen Medizin wahrgenommen. Die Zulassungskriterien sind seit Ende der 90er Jahre stetig verschärft worden. Als Lebensmittel oder Nahrungsergänzungsmittel zugelassen, dürfen die Präparate eigentlich nicht als Arznei verwendet werden (Wang 1996, S. 7), in der Praxis ist die Art der Anwendung jedoch schwer nachzuverfolgen.

---

[36] The Dietary Supplement Health and Education Act of 1994. Pub. L. No. 103-417 Washington.

5 Wertschöpfungskette und Handelsströme

Vom Anbau der Pflanzen chinesischer Herkunft bis hin zum Verkauf der Medizinpräparate an den Anwender sind eine Reihe von Aktivitäten notwendig. Die Wertschöpfungskette für die Herstellung von pflanzlichen chinesischen Medizinpräparaten beginnt mit dem Anbau der Pflanzen auf Plantagen bzw. dem Sammeln der wild wachsenden Pflanzen. Händler kaufen die Ernte der Bauern auf Kräutermärkten und verkaufen diese an Hersteller von pflanzlichen Stoffen, Zubereitungen oder Arzneimitteln (Löschner 2006, A. 10; König 2006, A. 10). Die Pflanzen werden getrocknet, geschnitten und verpackt und beispielsweise an westliche Großhändler verkauft (Bachhuber 2006, A. 10; König 2006, A. 10; Segerath 2006, D. 4).

Neben dem Verkauf an den Einzelhandel vertreiben die Großhändler die Medizinpräparate direkt, etwa über das Internet, an die Anwender. Aus den Grundstoffen werden von Einzelhändlern, Verordnern und in einigen Fällen auch von den Anwendern individuelle Medizinpräparate hergestellt. Einzelhandel und Verordner vertreiben die zu Medizinpräparaten zusammengemischten Grundstoffe an die Anwender. Teilweise übernehmen die Einzelhändler auch das Aufkochen und Abfüllen der Grundstoffmischungen zu Tees (Erdle 2006, A. 10). Bei individuell für den einzelnen Patienten[37] zusammengestellten Arzneimitteln bezieht der deutsche Anwender die Medizinpräparate meist aus einer Apotheke, teilweise auch vom Verordner selbst, oder über das Internet. Verordner oder Apotheken, die die individuellen Medizinpräparate zusammen-stellen, werden von national oder international operierenden Großhändlern beliefert. Die Grundstoffe werden in den USA über das Internet, über Apotheken und von Verordnern vertrieben. In Deutschland und Frankreich ist der Vertrieb von aus chinesi-

---

[37] Patient: Anwender pflanzlicher chinesischer Medizinpräparate, der sich bei einem Verordner in Behandlung befindet.

schen Grundstoffen hergestellten Arzneimitteln auf Apotheken beschränkt (Weinfurth 2006, C. 8).

Bei der Herstellung von Fertigpräparaten gelangen die Pflanzen direkt vom Anbauer oder mittels eines Händlers zum pharmazeutischen Betrieb. Die Betriebe verkaufen die Fertigpräparate an Großhändler[38] oder direkt an verschiedene Einzelhändler wie Apotheken oder Verordner weiter. Über die Einzelhändler gelangen die Präparate zu den Anwendern.

In den USA werden Fertigpräparate über das Internet an Verordner verkauft, bzw. über den stationären Einzelhandel vertrieben (Nutrition Business Journal 2005, S. 18 – 20). In Deutschland und Frankreich sind Herstellung und Vertrieb von chinesischen Fertigarzneimitteln an Auflagen geknüpft, die Produktion und Verkauf faktisch unterbinden (Segerath 2006, B. 3, König 2006, B. 5).[39] Deutsche und französische Anwender beziehen Fertigpräparate über Internetanbieter, die in den Niederlanden, Großbritannien, Andorra und der Schweiz registriert sind (Stolley 2006, B. 16; Joachimmeyer 2006, A. 9).

Die Wertschöpfungskette von individuellen und fertig Präparaten wurden in diesem Kapitel separat betrachtet, in Abbildung 8 „Analyse der Wertschöpfungskette" hellblau hinterlegt. Schritte wie der Anbau der Präparate oder die Anwender der Präparate, die in beiden Fällen gleich sind, wurden zusammen aufgeführt und in der Grafik dunkelblau hinterlegt.

Im Kapitel 6 „Faktoren die die Wertschöpfungskette beeinflussen" werden die Akteure wie Verordner und Verbände sowie externe Effekte wie gesetzliche Rahmenbedingungen gesondert beschrieben.

---

[38] Die Großhändler wiederum verkaufen die Medizinpräparate an Einzelhändler weiter.
[39] Siehe hierzu auch Kapitel 2.22 „Definitionen" und Kapitel 6.3 „Gesetzliche Rahmenbedingungen".

Abbildung 8 Analyse der Wertschöpfungskette

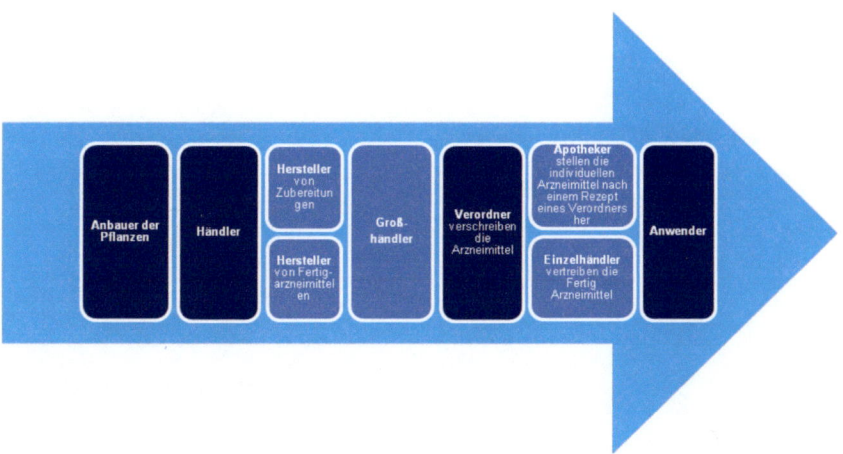

5.1 Anbau und Export pflanzlicher chinesischer Grundstoffe

Die Anbaugebiete der betrachteten Pflanzen liegen überwiegend in China. Alle anderen Anbauregionen spielen eine untergeordnete Rolle.

5.1.1 Asien

Trotz Qualitätsproblemen bei der Herstellung, etwa durch Kontamination der Heilpflanzen mit Umweltgiften (Ihrig 2004, S. 3779 – 3780; Bauer 1999, S. 922 – 923; Arzneimittelkommission der deutschen Apotheker 2000), wird in China ein Großteil der weltweiten Grundstoffe für chinesische Medizinpräparate hergestellt.

In China werden mehr als 5.000 verschiedene Heilpflanzen angebaut (Zhang 1998, S 149). In den ersten 10 Monaten des Jahres 2008 exportierte China 26.000 Tonnen pflanzliche Stoffe. Die Hauptanbaugebiete liegen in den Provinzen Anhui, Sichuan, Hubei und Hunan im Osten und Süd-Westen Chinas (Jiang

2001, S. 55). Es werden aber auch immer noch wild wachsende Pflanzen gesammelt. Jedes Anbaugebiet hat sich aufgrund der dort vorherrschenden klimatischen Bedingungen auf einige Pflanzen spezialisiert.

Abbildung 9 Anbaugebiete in China

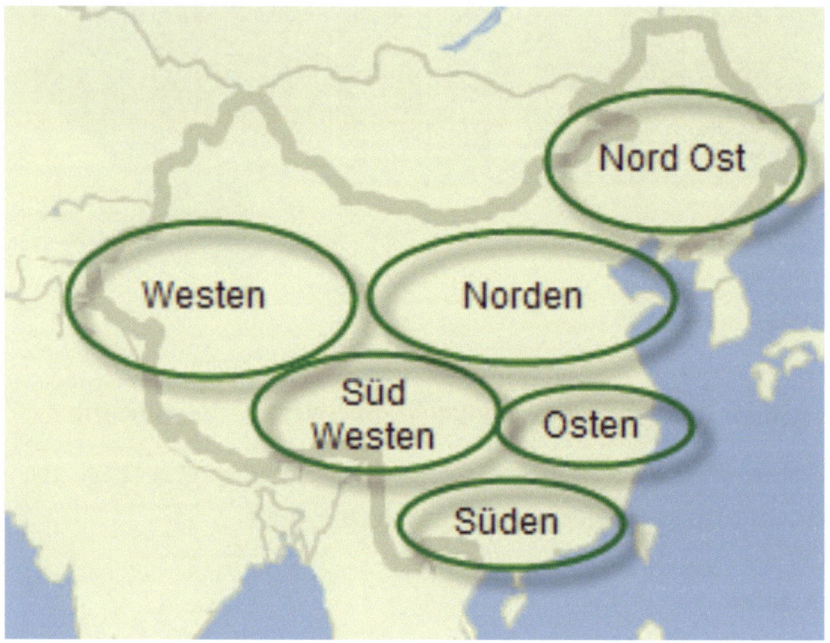

Quelle: Tsumura (2003), S. 6

Beispiele für Pflanzen, auf deren Anbau sich die Anbaugebiete spezialisiert haben:
- Nord Ost: z. B. Ginseng, Süßholz (Glycyrrhizae), Meerträubel (Ephedrae)
- Norden: Yamswurzel (Dioscoreae), Braunwurz (Rehmanniae)
- Westen: Rhabarber (Rhei)
- Süd Westen: Ingwer (Zingiberis)
- Osten: Großköpfiges Speichelkraut (Atractylodis Lanceae)

- Süden: China Zimt (Tsumura, S. 6)

Das gesamte Exportvolumen chinesischer Medizinpräparate, gemessen in Millionen US Dollar, ist seit 1994 stark gestiegen. Wurden 1994 Präparate im Wert von 400 Mio. US Dollar exportiert (Unschuld 2003a, S. 97), waren es 1998 468 Mio. und 2002 bereits 671 Mio. US Dollar (Ministry of Commerce China 2003). Während in früheren Jahren vor allem Grundprodukte wie pflanzliche Stoffe exportiert wurden, wird ein immer größerer Teil der Verarbeitungsschritte heute in China durchgeführt. 2002 beliefen sich die Ausfuhren auf 265 Mio. US Dollar (Ministry of Commerce China 2003). Im Jahr 2008 wurden pflanzliche Stoffe im Wert von 516 Mio. US Dollar[40] in alle Welt versandt.[41]

5.1.2 Amerika

In den USA werden einige hochpreisige chinesische Pflanzen mit quantitativ hoher Nachfrage, wie Ginkgo und Ginseng, im großen Maßstab auf Plantagen angebaut. Ginseng wird hauptsächlich in Asien und Ginkgo in Amerika und Europa verkauft. Die Anwendung von Ginkgo in der westlichen Welt muss nicht in Bezug zur chinesischen Medizintradition stehen (Solomon 2002, S. 835; Carlson 2007, S. 422).

5.1.3 Europa und Afrika

Aufgrund der klimatischen Verhältnisse können in Deutschland etwa 20 chinesische Heilkräuter angebaut werden (Hilsdorf 2006, C. 2; Löschner 2006, C. 2). Der Anbau von pflanzlichen chinesischen Grundstoffen in Deutschland befindet

---

[40] Hochgerechnet aus den Exporten der ersten 10 Monate 2008 in Höhe von 430 Mio. US Dollar.
[41] Hong Kong Jockey Club Institute of Chinese Medicine Ltd. Website: Export Opportunity for CM Extract Industry through GMP, URL: http://www.hkjcicm.org/5news/2/63_e.asp, am 9. Juni 2010.

sich in der Versuchsphase und ist wirtschaftlich bisher nicht rentabel. In Deutschland werden ausgedehnte Anbauversuche von der Bayerischen Landesanstalt für Landwirtschaft unternommen (Bomme 2003, S. 167). Trotz finanzieller Förderung ist es bis heute nicht zum kommerziellen Anbau chinesischer Pflanzen in größerem Maßstab gekommen (Bomme 2010).

Gegen den Erfolg in Deutschland angebauter Grundstoffe sprechen die im Vergleich mit chinesischen Grundstoffen hohen Preise (Segerath 2006, C. 2). Die Produktion der geringen angebauten Mengen ist im internationalen Vergleich teuer. Die Preise sind im Schnitt doppelt so hoch wie die in China angebauten Grundstoffe (Hilsdorf 2006, C. 2). Aus den in Deutschland angebauten Pflanzen können keine hochpreisigen Grundstoffe gewonnen werden, deren Angebot knapp und deren Nachfrage hoch ist. Die Pflanzen, die in China in ungenügender Menge angebaut oder nur in schlechter Qualität vorhanden sind, wachsen in Deutschland nicht (Hilsdorf 2006, C. 2). Die befragten Experten sind uneins in der Frage, ob sich in Deutschland angebaute Grundstoffe langfristig durchsetzen werden oder nicht.

„Bisher werden die in Deutschland angebauten Grundstoffe allein über Empfehlung verkauft." (Bachhuber 2006, C. 2). Eine professionelle Vermarktung der Grundstoffe könnte die Absatzchancen verbessern.

Die deutschen Grundstoffe werden von den Verordnern außerdem gemieden, weil sie nicht die geforderte „optische Qualität" besitzen (Segerath 2006, C. 2). Das Aussehen wird in der chinesischen Medizin als Qualitätsmerkmal angesehen und ist als Konsequenz daraus für den zu erzielenden Preis des Grundstoffs sehr wichtig. Mit diesem Sortiment lässt sich bisher nur eine kleine Marktnische besetzen.

Für in Deutschland angebaute Grundstoffe spricht, dass diese weder durch lange Transportzeiten noch durch starke Temperaturschwankungen geschädigt werden.

In Kenia, Tansania und Uganda wird der einjährige Beifuß Artemisia annua angebaut. Lokale Landwirte bauen Artemisia für folgende Firmen an: East African Botanicals, Advanced Bio-Extracts Limited sowie deren Tochterfirmen African Artemisia Limited, East African Botanicals Limited, East African Botanicals U Limited und Botanical Extracts EPZ Limited (Amenya 2006). Die Pflanze wurde an den Schweizer Pharmakonzern Novartis weiterverkauft und in China zu den Malariamedikamenten Coartem und Riamet[42] verarbeitet. Novartis reagierte mit der Erschließung von Anbaugebieten in Afrika auf die hohe Nachfrage nach Coartem (Horton 2005, S.1 - 3). An Advanced Bio-Extracts Limited beteiligte sich die Aga-Khan-Stiftung, die der Weltbank angegliederte International Finance Corporation (IFC) und der New Yorker Acumen Fund. Novartis gewährte einen Kredit von 14 Millionen $ (Luyken 2011, S. 39). Doch Anbau und Extraktion des Wirkstoffes erwiesen sich als schwierig. Statt dem erwarteten Artimisiningehalt im Blattwerk von 1,5 Prozent und einem Ertrag pro Hektar von 6 Tonnen erreichten die Kleinbauern einen Artimisiningehalt von einem Prozent und einem Ertrag pro Hektar von einer Tonne. Bis 2009 hat Advanced Bio Extracts 25 Tonnen Artimisinin produziert, zu wenig um profitabel wirtschaften zu können. 2009 stellte die Firma Ihren Betrieb ein (Luyken 2011, S. 39). In Kalifornien ist es gelungen den Wirkstoff Artimisinin in einem synthetischen Verfahren herzustellen (Luyken 2011, S. 39). Sobald der Wirkstoff in industrieller Produktion hergestellt werden kann, ist die Gewinnung des Rohstoffs aus der Pflanze nicht mehr notwendig.

---

[42] Bei Riamet und Coratem handelt es sich um dasselbe Produkt, das in unterschiedlichen Regionen der Welt unter verschiedenen Markennamen angeboten wird.

Abbildung 10 Anbaugebiete in Afrika

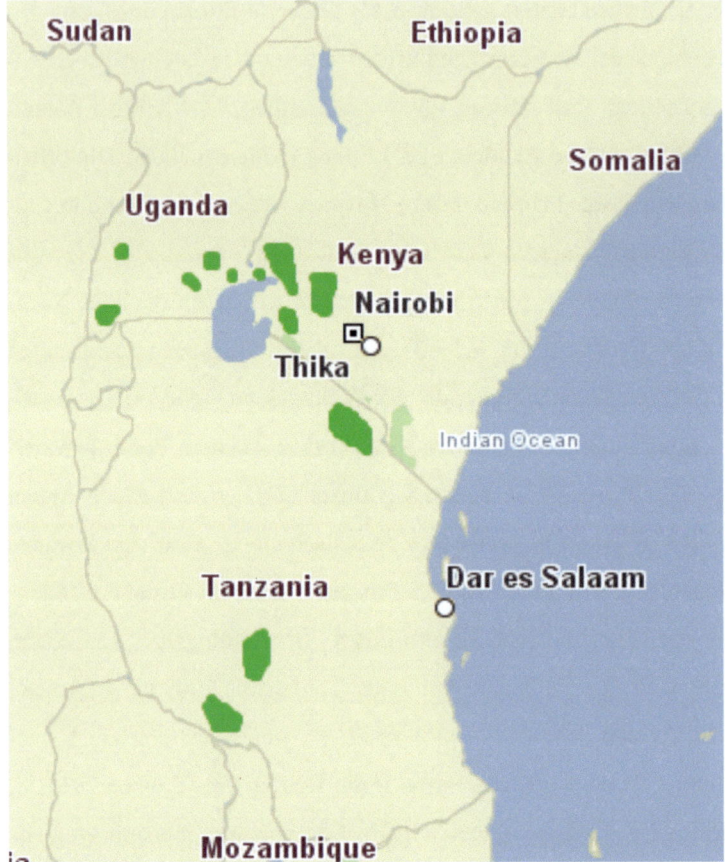

Anbaugebiete von Artemisa in Afrika; Quelle: Amenya (2006)

5.2 Handel der Pflanzen

Die geernteten Pflanzen werden gesammelt und zu weiterverarbeitenden Betrieben gebracht. Handel und Transport der Pflanzen werden von unabhängigen Händlern, den Anbauern der Pflanzen oder den Abnehmern wie den Herstellern der Fertigpräparate durchgeführt. Wird ein Arbeitsschritt in der Wertschöpfungskette von einem anderen Unternehmen mit durchgeführt, spricht man von vertikaler Integration. Im Extremfall kann ein Unternehmen alle Arbeitsschritte durchführen, vom Anbau der Pflanze bis zum Verkauf des Präparats.

Der Handel der Pflanzen wird teilweise von den Herstellern von Fertigpräparaten und den Großhändlern von pflanzlichen Stoffen und Zubereitungen durchgeführt. Grund ist eine immer stärkere Abstimmung mit den Anbauern, um die Qualität der Pflanzen zu sichern. So gibt es Modelle wie den Vertragsanbau von Pflanzen. Hier verpflichtet sich der Anbauer vertraglich, für den Händler eine Pflanze in einer definierten Qualität anzubauen. Der Händler erhält das Recht, den Anbau der Pflanze zu überwachen.

Übernimmt ein Anbauer den Handel, spricht man von „Downstream Integration." Der Anbauer übernimmt einen Arbeitsschritt, der näher an dem Endprodukt liegt. Übernimmt beispielsweise der Hersteller von Fertigpräparaten den Handel der Pflanzen, spricht man von „Upstream Integration." Der Hersteller übernimmt einen Arbeitsschritt, der in der Wertschöpfungskette vor seinem angestammten Arbeitsschritt durchgeführt werden muss.

5.3 Herstellung der Zubereitungen

Zubereitungen werden durch Vorgänge wie Reinigung, Pressung, Extraktion oder Destillation hergestellt. Zubereitungen können als Produkt verkauft werden. Oft sind Zubereitungen Vorprodukte für die Herstellung von Präparaten. Die Zwischenprodukte werden an die Hersteller von Fertigpräparaten oder an die Großhändler für pflanzliche Stoffe weiterverkauft.

5.4 Individuell hergestellte Arzneimittel

5.4.1 Großhandel

Die von Großhändlern nach Deutschland importierten pflanzlichen Stoffe werden überwiegend in China angebaut (Experteninterview Frage B. 1). Die Firmen

Herbasin, Phytocomm, Pharma Chin, China Medica,[43] und Sino Res beziehen 100% ihrer Grundstoffe aus China (Hilsdorf 2006, B 1; König 2006, B. 1; Joachimmeyer 2006, B. 1; Bachhuber 2006, B. 1; Löschner 2006, B.1). Pflanzen, die in Deutschland, Europa und den USA angebaut werden, machen damit maximal 10% des mengenmäßigen Umsatzes aller in Deutschland verkauften Grundstoffe aus.

Einige Lieferanten der deutschen Großhändler führen schon in Asien eine Qualitätsprüfung der Grundstoffe auf Pestizid- und Schwermetallbelastung durch (Bachhuber 2006, A. 10). Dieses Vorgehen erhöht die Chancen auf eine erfolgreiche Prüfung in Deutschland, denn bei Arzneimitteln ist hier eine Prüfung vorgeschrieben: Wenn mit chinesischen Heilkräutern ein therapeutischer Zweck gem. § 2(1) AMG verfolgt wird, handelt es sich um Arzneimittel. Die Qualitätsprüfung von Arzneimitteln muss nach „anerkannten pharmazeutischen Regeln" erfolgen (§ 6 (1) ApBettrO (Bauer 2007, S. 2 - 3). Deutsche Großhändler, die sich an die gesetzlichen Rahmenbedingungen halten, führen in Deutschland eine weitere Prüfung der Grundstoffe auf Identität, Qualität und teilweise auf den Ölgehalt[44] durch (Bachhuber 2006, A. 10; Segerath 2006, D. 2).

Die Laboruntersuchungen der Grundstoffe auf Rückstände und die Identitätsprüfung sind die größten Kostenfaktoren im Großhandel (Bachhuber 2006, A. 12). „Die Analysekosten für wenig gängige Grundstoffe können so hoch sein wie die Einstandskosten[45] für die Grundstoffe" (Segerath 2006, A. 13). Die in Deutschland durchgeführte Prüfung gibt Apothekern, Verordnern und Anwendern Sicherheit bezüglich der Qualität. Ökonomisch rechtfertigt sich die Existenz der

---

[43] Die Firma China Medica hat auch sechs in Deutschland angebaute Grundstoffe im Sortiment. Der Verkauf läuft aber schleppend an, die Apotheker sind immer noch zurückhaltend, obwohl die Wirkung der Pflanzen derjenigen aus China gleichkommt (Bachhuber 2006, B. 1).
[44] Der Ölgehalt zeigt an, wie viel aus den pflanzlichen Grundstoffen gewonnenes Öl in dem Präparat vorhanden ist. Der Ölgehalt ist ein Maß für die Wirksamkeit des Präparats.
[45] Beschaffungskosten.

Großhändler durch die im Vergleich zur Prüfung durch die einzelne Apotheke kostengünstigere Prüfung der Grundstoffe: Großhändler lassen pro Charge[46] große Grundstoffmengen testen, so dass sich die Kosten pro geprüftem Kilo reduzieren.[47] Der Großhandel übernimmt weiterhin die Aufgabe der Konfektionierung[48] der Waren für den Weiterverkauf (Segerath 2006, A. 10).

Über 95% der über den Großhandel verkauften Grundstoffe werden an Apotheken geliefert (Joachimmeyer 2006, B. 1 Segerath 2006, B. 1; Hilsdorf 2006, B. 1). Reformhäuser oder Supermärkte spielen für den Vertrieb in Deutschland eine untergeordnete Rolle (Bachhuber 2006, B. 9). Einige Großhändler, wie die Firmen Herbasin, Mediherb und Young Quam, betreiben selbst Apotheken oder Versandapotheken, in denen sie die Grundstoffe an Anwender weiterverkaufen (Hilsdorf 2006, D. 6; Stolley 2006, D. 6; Weinfurth 2006, D. 6). Beispielsweise setzt die Firma Young Quam über die dem Unternehmen angeschlossene Versandapotheke 30% ihrer Grundstoffe ab (Weinfurth 2006, D. 6).

---

[46] Charge: Pflanzliche Grundstoffe, die in einem definierten Prozess hergestellt und verpackt worden sind (Wahring – Burfeind 2000, S. 315).
[47] Das Phänomen der fallenden Kosten pro hergestellter Einheit aufgrund größerer produzierter Mengen ist in der Ökonomie als Economies of Scale bekannt (Weigert 1999, S. 531).
[48] Konfektionierung: Beim Großhandel angelieferte Pakete mit Grundstoffen werden ausgepackt und in die vom Einzelhandel gewünschten Mengen umgepackt.

Der deutsche Großhändler HerbaSinica Hilsdorf GmbH („Herbasin") beschäftigt 10 bis 15 Mitarbeiter und vertreibt seine geprüften Grundstoffe ausschließlich über Apotheken. Zu Großhandelspreisen liegt der Umsatz der Firma bei etwa 500.000 € pro Jahr. Die Grundstoffe stammen aus chinesischen Anbaugebieten und werden von chinesischen Händlern bezogen. Herbasin steht direkt mit den Anbauern in China im Kontakt. Über das chinesische Jointventure Dasherb Corp. wird der Anbau der Pflanzen in China durch Partnerfirmen organisiert.

Die Kräuter werden nach sensorischen Kriterien, ihrem Geruch und ihrem Aussehen noch vor Ort selektiert und anschließend chemisch analysiert.[49]

Der Umsatz der *Mediherb* GmbH liegt bei bis zu 700.000 € pro Jahr. Mediherb ist aus dem Betrieb einer Apotheke entstanden, die erfolgreich pflanzliche chinesische Medizinpräparate verkauft. Die Grundstoffe werden an Apotheken vertrieben, oder über die angegliederte Versandapotheke direkt an die Anwender verkauft. Anwender können die aus den Grundstoffen hergestellten Medizinpräparate nach Vorlage eines Rezepts ihres Verordners bei der angeschlossenen Versandapotheke bestellen.

Phytocomm vertreibt Grundstoffe und Grundstoffkonzentrate an Apotheken in Deutschland, Österreich und der Schweiz. Phytocomm hat 3 Mitarbeiter und macht einen Umsatz zu Großhandelspreisen von bis zu 480.000 € pro Jahr.

Die Firma *China-Medica Import und Vertrieb chinesischer Heilkräuter GmbH* ist im Jahr 1981 auf Anregung von Verordnern, die eine Bezugsquelle für chinesische Grundstoffe benötigten, gegründet worden (Bachhuber 2006, A. 1). Im Jahr 2005 machte die Firma einen Umsatz der sich auf einen Betrag von bis zu 280.000 € belief. China Medica beschäftigt 5 Mitarbeiter und vertreibt ausschließlich chinesische Grundstoffe an Apotheken.

---

[49] Herbasin Homepage, URL: www.herbasin.de, am 20. Oktober 2006.

Die Firma *Sinores GmbH* verkauft seit 1988 chinesische Grundstoffe. Ihr Umsatz lag im Jahr 2000 bei etwa 1 Mio. € und hat sich seitdem etwa halbiert. Das Unternehmen hat über 10 Mitarbeiter. Es werden vorwiegend deutsche Apotheken mit aus China stammenden Grundstoffen beliefert.

Die Firma *Caesar & Loretz GmbH* vertreibt seit 2004 chinesische Grundstoffe an deutsche Apotheken. Von den insgesamt 250 Mitarbeitern sind fünf im Bereich chinesische Grundstoffe beschäftigt (Segerath 2006, D. 7). Im Jahr 2005 lag der Umsatz mit diesen bei bis zu 400.000 €. Caesar & Loretz ist einer der wichtigsten Großhändler für Apothekenbedarf in Deutschland. Mit den chinesischen Grundstoffen rundet Caesar & Loretz GmbH sein bestehendes Angebot ab. Die angebotenen Grundstoffe stammen überwiegend aus China und werden über die japanische Firma Tsumura bezogen (Segerath 2006, D 4).

Die *PharmaChin GmbH* beschäftigt 4 Mitarbeiter und vertreibt ihre geprüften Grundstoffe ausschließlich über Apotheken. Sie stammen aus chinesischen Anbaugebieten und werden von Händlern aus China und Amerika bezogen. Über den Umsatz liegen keine Zahlen vor.

Young Quam vertreibt seit den 1980er Jahren Grundstoffe an Apotheken. Die Grundstoffe stammen aus China.

Die vier Firmen Caelo, China Medica, Herbasin und Phytocomm Großhändler verkaufen zusammen pro Jahr 27 bis 41 Tonnen pflanzliche chinesische Medizinpräparate (Bachhuber 2006, D. 8; Hilsdorf 2006, D. 8; König 2006, D. 8; Segerath 2006, D. 8).

Abbildung 11 Umsatz deutscher Großhändler mit Grundstoffen pro Jahr in Kilogramm

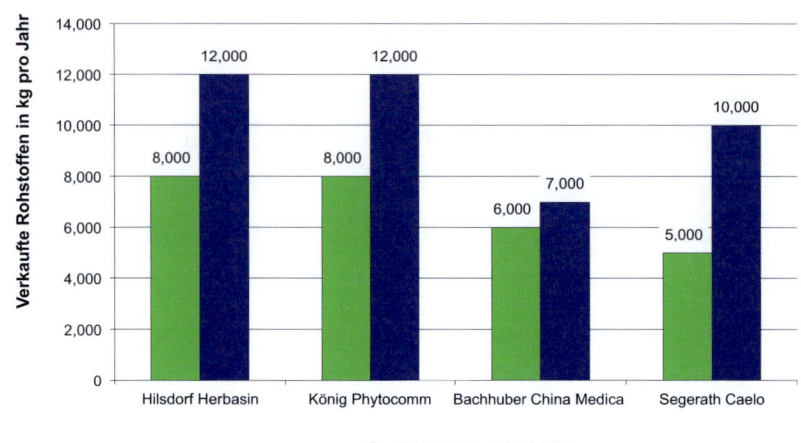

Quelle: Frage D. 8 Expertenbefragung

Die Kosten für ein Kilogramm in Deutschland auf Qualität getesteter Grundstoffe zu Großhandelsabgabepreisen liegen zwischen minimal 20 € und maximal 90 € pro Kilogramm (Segerath 2006, A.11). Die Kosten für geprüfte pflanzliche chinesische Grundstoffe liegen durchschnittlich bei 30 € bis 40 € (Joachimmeyer 2006, A. 11; Segerath 2006, A. 11) pro Kilogramm zu Großhandelsabgabepreisen. Der Anwender zahlt das Doppelte.

5.4.2 Herstellung von individuellen Arzneimitteln

In Europa sind nur Apotheker offiziell berechtigt individuelle Medizinpräparate herzustellen (Richtlinie 2001/83/EG Artikel 3).

Individuelle Arzneimittel werden in einem mehrstufigen Prozess aus den pflanzlichen Stoffen hergestellt.

Die Stoffmischung wird 1h mit Wasser angesetzt. Der Ansatz wird schnell zum Kochen gebracht und 30 bis 40 Minuten lang am Sieden gehalten. Der erste Extrakt wird abgeseiht, das verbleibende Stoffgemisch wird erneut mit Wasser versetzt und einer zweiten 15 bis 20 minütigen Abkochung unterzogen. Die beiden Fraktionen der Abkochung werden zusammengemischt und das filtrierte Extrakt in Glasflaschen abgefüllt (Franz 2009, S. 21).

Bevor die pflanzlichen Stoffe von einem Apotheker zu dem individuellen Arzneimittel verarbeitet werden, sieht die chinesische Medizin in Abhängigkeit von der zu gewünschten Wirkung des Arzneimittels eine Aufbereitung der pflanzlichen Stoffe vor. Das Aufbereiten bzw. Präparieren von arzneilichen Stoffen innerhalb einer Rezeptur wird als Pao zhi bezeichnet. „Durch die spezielle Aufbereitung kann die Resorption bestimmter Arzneimittel verbessert, ihre Funktion abgeändert, ihre Wirkung modifiziert oder ihre Toxizität verringert werden" (Vanstraelen 2009, S. 1).

Die gängigsten Methoden die Stoffe aufzubereiten sind Rösten, Kochen, Dämpfen und Backen.

Tabelle 3 Pao zhi: Aufbereiten von arzneilichen Stoffen innerhalb einer Rezeptur

1. Rösten (Qing Chao, Chao huang, Jiao, Tan)	a. Rösten mit flüssigen Zusätzen
	b. Braten in einem Honig-Wassergemisch (Mi Zhi):
	c. Braten in einem Salz-Wassergemisch (Yan Zhi):
	d. Braten in einem Essig-Wassergemisch (Cu Zhi)
	e. Braten in einem Reiswein-Wassergemisch (Jiu Zhi)
	f. Braten in einem Ingwersaft-Wassergemisch (Jiang Zhi Zhi):
	g. Rösten mit festen Zusätzen
	h. Rösten mit anderen Kräutern
2. Dämpfen (Zheng Fa)	
3. Backen (Bei Fa)	
4. Kochen mit anderen Arzneien zusammen (Zhu Fa)	
5. Starkes Erhitzen unter Sauerstoffabschluss (Kalzinieren, Duan)	
6. Destilieren (Gan Liu Fa)	
7. Fermentieren (Fa Xiao Fa)	
8. Keimen (Fa Ya)	
9. Abschöpfen von der Wasseroberfläche (Shui Fei)	

Quelle: Vanstraelen 2009, S. 5 - 7

5.4.3 Verschreibungspflicht von individuellen Arzneimitteln

Anwender benötigen ein Rezept eines Verordners um in einer Apotheke ein individuelles Arzneimittel kaufen zu können. Der Besuch eines Verordners ist erforderlich. Der Patient sucht einen Arzt auf. Dieser untersucht den Patienten und verschreibt aufgrund der Diagnose das individuelle Arzneimittel.

5.4.4 Einzelhandel

In Deutschland werden etwa 60 bis 70 Prozent aller Präparate auf Rezept von einem Verordner, d.h. in der Regel einem Arzt, über Apotheken an die Anwender verkauft. Der verbleibende Teil wird von den Verbrauchern im Internet bestellt oder von Verordnern an diese verkauft.

Einige Verordner kaufen pflanzliche chinesische Stoffe, stellen individuelle Medizinpräparate her und verkaufen diese an ihre Patienten weiter.

Die Praxis vieler Verordner, pflanzliche chinesische Medizinpräparate direkt an die Anwender zu verkaufen, entspricht der chinesischen Medizin. In China gibt es keine strikte Trennung zwischen Arzt und Apotheker, da der Arzt in China traditionell der Gehilfe des Apothekers ist (Unschuld 2003b S. 162 - 163). Das Ansehen des Arzt-Berufes ist in China historisch betrachtet nicht besonders hoch (Hübotter 1929, S. 111). Durch die chinesische Hierarchisierung der medizinischen Versorgung, die der westlichen Praxis konträr gegenübersteht, ergibt sich ein gewisses Konfliktpotenzial mit der westlichen Auffassung der Patientenversorgung. In Japan beispielsweise werden über 70% aller Kampo-Präparate über Ärzte verkauft (Nikkei Medical 2000, S. 5).

Chinesische Präparate können von Anwendern über das Internet bezogen werden. Aus Sicht der Großhändler setzen sich Anwender beim Kauf pflanzlicher chinesischer Medizinpräparate über Internethändler aufgrund geringerer Kontrollmöglichkeiten einem erhöhten Risiko aus, gefälschte oder mit Schadstoffen belastete Medizinpräparate zu kaufen. Auch praktische Gründe sprechen gegen einen Verkauf über das Internet: Für individuell zusammengestellte Rezepturen bietet sich der Vertrieb über das Internet nicht an, weil mit einer zeitlichen Verzögerung des Eintreffens der Medizinpräparate zu rechnen ist und die Anwender ihre Therapie in der Regel sofort beginnen möchten (Löschner 2006).

5.4.5 Kostenanteil der Wertschöpfungsakte am Anwenderpreis

Der Preis für ein Präparat, den der Anwender zu zahlen hat, setzt sich aus den geleisteten Wertschöpfungsakten zusammen. Welchen Anteil am Anwenderpreis die einzelnen Wertschöpfungsakte ausmachen, hängt von Faktoren wie Angebot und Nachfrage nach dem Pflanzen, Einkaufspreis der Grundstoffe, Kosten für die Tests der Grundstoffe und der Marge des Einzelhandels ab.[50]

Aufgrund der geringeren Wertschöpfungstiefe der ungeprüften Grundstoffe, verbleibt ein prozentual größerer Anteil des Umsatzes bei den Anbauern der Pflanzen.

Bei geprüften Grundstoffen, die über deutsche Apotheken vertrieben werden, verbleiben etwa 45% des Anwenderpreises bei den Apotheken (Stolley 2006, A. 8).[51] „Ein Rohkraut, das in China 1 € kostet, kostet nach Prüfung im Weiterverkauf an die Apotheken 4 € und für den Endkunden[52] in den Apotheken 8 €" (Bachhuber 2006, A. 12). 25% des Anwenderpreises verbleiben beim Großhan-

---

[50] Jeder Akteur kann durch sein Handeln den Preis beeinflussen, so dass die angegebenen Werte nur angenäherte Durchschnittswerte darstellen können.

[51] Die Arzneitaxe für Apotheken berechnet sich aus einer Bearbeitungsgebühr von 2,5 € pro Rezept und einem 90%igen Aufschlag auf den Apothekeneinkaufspreis der Grundstoffe (Stolley 2006, A. 8). Ein chinesisches Arzneipräparat kostet den Apotheker im Einkauf zwischen 5 und 50 €. Ein Medizinpräparat, das im Einkauf 5 € gekostet hat, wird an den Anwender laut Arzneitaxe für 12 € weiterverkauft. Der Umsatzanteil der Apotheke entspricht 58,3 %. Bei einem Großhandelsverkaufspreis von 50 € wird das Medizinpräparat für 97,5 € weiterverkauft.

[52] Endkunde ist hier ein Synonym für Anwender.

del und jeweils 12,5 % beim Zwischenhändler in China und beim Anbauer der Pflanzen (Hilsdorf 2006, A. 13).

Abbildung 12 Umsatzverteilung bei geprüften pflanzlichen Stoffen

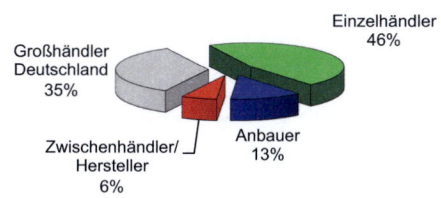

Quelle: eigene Berechnung, basierend auf Frage A. 12 der Expertenbefragung

Abbildung 13 Umsatzverteilung bei ungeprüften pflanzlichen Stoffen

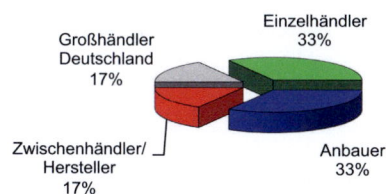

Quelle: eigene Berechnung, basierend auf Frage A. 12 der Expertenbefragung

Wenn die Grundstoffe nicht auf Identität und Schadstoffbelastung geprüft sind, verdreifacht sich der Preis vom Anbauer bis zum Anwender (Löschner 2006, A. 12). Sind sie hingegen darauf geprüft worden, verachtfacht sich der Preis (Joachimmeyer 2006, A. 12). Der Grund für die hohen Preisunterschiede geprüfter und ungeprüfter Grundstoffe sind die Kosten der Laboruntersuchungen auf Rückstände und die Identitätsprüfung (Bachhuber 2006, A. 12). „Die Analysekosten für wenig gängige Grundstoffe können so hoch sein wie die Einstandskosten[53] der Grundstoffe" (Segerath 2006, A. 13). Die Prüfung der Grundstoffe kann bis zu 1.000 € pro Charge kosten (Weinfurth 2006, A. 7). Je kleiner die zu prüfende Menge eines Grundstoffs, desto höher ist der Kostenanteil pro Mengeneinheit. Händler mit hohen Umsätzen können die Präparate zu einem günstigeren Preis anbieten. Wächst die Nachfrage nach geprüften Grundstoffen, wird sich der Preisunterschied zwischen geprüften und ungeprüften Stoffen nivellieren. Bei großen zu prüfenden Mengen sinken die Kosten der Prüfung pro Kilogramm.

5.5 Industriell hergestellte Fertigpräparate

Fertigpräparate werden in Asien hergestellt und in die westlichen Länder exportiert. In den USA hat sich eine eigene Industrie für die Herstellung von pflanzlichen chinesischen Präparaten etabliert. In Europa gibt es keine derartige industrielle Produktion.

Die Zulassung von neuen Medikamenten in der westlichen Welt ist sehr kostspielig. In den Jahren bis zur Markteinführung werden häufig mehrere hundert Millionen Euro ausgegeben. Wenn man die auf dem chinesischen Markt verwendeten pflanzlichen Präparate in der westlichen Welt zulassen könnte, ließe sich sehr viel Geld sparen. Anstatt langwieriger teurer Zulassungsverfahren, könnte man die Präparate aufgrund Ihrer traditionellen Verwendung zulassen. Dieses Geschäftsmodell verfolgen die Firmen Phynova[54] aus Großbritannien und

---

[53] Beschaffungskosten
[54] Phynova Website: Company Information,
URL: http://www.phynova.com/Company_Information.asp, am 10. Juni 2010.

Moleac[55] aus Singapur. Die Firmen entwickeln neue Medikamente, die sich aus pflanzlichen Präparaten ableiten und die sich im jahrelangen Gebrauch in China als wirksam und sicher erwiesen haben.

5.5.1 Asien

Auf dem chinesischen Markt gewinnen die Hersteller von Fertigpräparaten an Bedeutung. Neue Produktionsanlagen und Qualitätsstandards tragen dazu bei, dass chinesische Fertigpräparate auch außerhalb Chinas eine immer größere Rolle spielen. Die staatlich geleitete Wirtschaft Chinas bekommt politische und wirtschaftliche Rückendeckung beim Export von Fertigpräparaten (Unschuld 2003a, S. 99). International werden chinesische Fertigpräparate aufgrund von Beimischungen verschreibungspflichtiger Substanzen wie Antibiotika oder appetitzügelnder Substanzen kritisch betrachtet. „Inwieweit die verabreichten Medikamente Mischungen aus traditionellen Arzneidrogen und hochwirksamen, aber auf den Etiketten nicht deklarierten Substanzen der modernen Medizin darstellen, lässt sich kaum abschätzen" (Unschuld 2003a, S. 125).

Die chinesischen Hersteller von Fertigpräparaten haben häufig nur lokale Bedeutung. Der Markt wird von vielen kleinen Herstellern bedient, die nicht über die Ressourcen verfügen internationale Standards einzuhalten und Zulassungsverfahren zu finanzieren.

Große Hersteller wie Tong Ren Tang, die Tai ji Group, Hue Ren Pharmaceutical Company und San Jui Tai Tai versuchen auf dem US amerikanischen Markt Fuß zu fassen (Frost & Sullivan 2007, Kapitel 2 S. 7). Bisher sind keine Fertigpräparate chinesischer Hersteller in den USA zugelassen.

---

[55] Moleac Homepage: Index, URL: http://www.moleac.net/index.asp, am 10. Juni 2010.

Japanische Fertigarzneimittel werden bisher nur in die USA exportiert und als Nahrungsergänzungsmittel verkauft. Aufgrund der gesetzlichen Rahmenbedingungen gibt es in Europa keinen offiziellen Vertrieb japanischer Fertigpräparate. Japanische Hersteller wie Tsumura beliefern europäische Großhändler mit Grundstoffen (Segerath 2006, D. 4).

In Japan werden wissenschaftlich erforschte, standardisiert hergestellte und staatlich zertifizierte Fertigpräparate mit aus China importierten Grundstoffen hergestellt. Die Zahl der von der gesetzlichen japanischen Krankenversicherung erstatteten Fertigpräparate liegt bei 148 (Tsumura 2004, S. 7), die ihrerseits aus 192 verschiedenen Grundstoffen hergestellt werden (World Health Organization 2001, S. 159). Im Jahr 1998 erwirtschafteten die 17 wichtigsten japanischen Hersteller pflanzlicher chinesischer Medizin einen Umsatz von 108 Mrd. Yen[56], Der Umsatz hat sich in den folgenden zehn Jahren kaum verändert und lag 2008 immer noch bei etwa 100 Mrd. Yen.[57] Die Firma Tsumura stellt seit längerem Überlegungen an, die Zulassung pflanzlicher Fertigarzneimittel auf dem amerikanischen Markt zu betreiben (Tsumura 2004, S. 12). Auch im Jahr 2010 wurden noch keine Kampo-Fertigarzneimittel in den USA angeboten. Tsumura hat im Jahr 2005 die Zulassung für sein Präparat TU-100 Daikenchuto beantragt und testet dieses an der Mayo Klinikgruppe[58] in der klinischen Phase II zur Be-

---

[56] Tsumura & Co. Web Site: Kampo Medicine Companies 1998,
URL: http://www.tsumura.co.jp/english/kampo/wik/introduction2_1.htm, am 24. Januar 2007. 100 Mrd. Yen entsprechen zum durchschnittlichen Wechselkurs von 0.00768$ pro Yen im Jahr 1998 768 Mio. $, vgl: Oanda Website: Historical Exchange Rates,
URL: http://www.oanda.com/currency/historical-rates, am 29. September 2010.

[57] Tsumura & Co. Web Site: Overview of Operations,
URL: http://www.tsumura.co.jp/english/info/operation.htm, am 19. März 2010. 108 Mrd. Yen entsprechen zum durchschnittlichen Wechselkurs von 0.00970$ pro Yen im Jahr 2008 1,05 Mrd. $, vgl: Oanda Website: Historical Exchange Rates,
URL: http://www.oanda.com/currency/historical-rates, am 29. September 2010.

[58] "Mayo Clinic is a nonprofit worldwide leader in medical care, research and education for people from all walks of life." http://www.mayoclinic.org/about/

handlung von postoperativen Darmverschlüssen (Tsumura 2009, S. 33). Wenn die klinischen Phasen II und III erfolgreich durchlaufen werden, kann es zur Zulassung und Genehmigung des Präparats kommen. Dies wird sicherlich noch einige Jahre in Anspruch nehmen.

Tochterunternehmen asiatischer Firmen stellen in den USA Fertigpräparate her. Die verwendeten Grundstoffe stammen überwiegend aus China. Basis für die in den USA produzierten chinesischen Medizinpräparate sind die in Asien als Arzneimittel zugelassenen Präparate.

5.5.2 USA

In den USA stellen Firmen pflanzliche chinesische Fertigpräparate her, die als Nahrungsergänzungsmittel verkauft werden.

Zu den Herstellern pflanzlicher chinesischer Fertigpräparate in den USA gehören die Firmen Qualiherb, MayWay Chinese Herbs, Sun Ten Laboratories, Golden Flower und Chinese Herbs.

Qualiherb ist eine Tochter der Sheng Chang Pharmaceutical Company aus Taiwan.[59] Der Umsatz von Qualiherb beläuft sich in den USA auf 1,5 bis 2 Mio. US $ pro Jahr (Nutrition Business Journal 2005, S. 18 – 20).

MayWay Chinese Herbs wurde 1969 in San Francisco als Einzelhändler für den Verkauf chinesischer Grundstoffe gegründet[60] und macht heute in den USA einen Umsatz von bis zu 10 Mio. US $ pro Jahr (Nutrition Business Journal 2005, S. 18 – 20). Fertigpräparate und Grundstoffe werden unter dem Markennamen „Plum Flower" verkauft. Des Weiteren vermarktet MayWay Fertigpräparate chinesischer Hersteller. Mit in China neu entwickelten Medizinpräparaten will

---

[59] Qualiherb East, LLC Kew Gardens.
[60] Mayway Website,
URL: http://www.mayway.com/store/ab_chinese_medicine_about.jsp, am 29. Juli 2007.

MayWay sein Angebot weiter ausbauen (Nutrition Business Journal 2005, S. 18 – 20).

Die kalifornische Firma *Sun Ten Laboratories* wurde 1991 gegründet und ist eine Tochter des in Taiwan ansässigen Unternehmens Sun Ten. Es werden pflanzliche Stoffe, Tabletten, Kapseln und Pulver hergestellt. Mit 50 bis 100 Mitarbeitern wird ein Umsatz von etwa 12 Mio. US $ erwirtschaftet (Nutrition Business Journal 2005, S. 18 – 20). Die Medizinpräparate werden von der zum Unternehmen gehörenden Vermarktungsfirma Brion Herbs unter den Markennamen Sun Ten und ProBotanixx vermarktet.[61]

Golden Flower Chinese Herbs bietet seit 1990 exklusiv für Verordner pflanzliche Fertigpräparate an. Der jährliche Umsatz liegt bei bis zu 5 Mio. US $ (Nutrition Business Journal 2005, S. 18 – 20). Die „Golden Flower Chinese Herbs Line" umfasst 95 Produkte, die von den Inhabern dieser Firma entwickelt wurde. Weiterhin vertreibt Golden Flower Chinese Herbs die Produkte der Firmen Spring Winds und KPC Herbs.[62]

5.5.3 Europa

In Europa sind pflanzliche chinesische Fertigarzneimittel bisher nicht in nennenswertem industriellem Maßstab produziert worden. Auch sind keine Fertigpräparate als Arzneimittel zugelassen. In der EU produzieren einige Hersteller Tees, die nach chinesischem Rezept hergestellt werden. Auch werden Präparate in einer Verpackung verkauft, die einen Bezug zu China vermuten lässt. Die Fertigpräparate werden als Lebensmittel angeboten, denen explizit keine medizinischen Eigenschaften zugeschrieben werden.

---

[61] Brionherbs, URL: http://www.brionherbs.com/, am 29. Juli 2007.
[62] KPC Herbs,
URL: http://www.gfcherbs.com/catalog/index.php?main_page=index&manufacturers_id=1, am 14. Mai 2007.

5.5.4 Vertriebswege

Hersteller von Fertigpräparaten in den USA vertreiben ihre Medizinpräparate vorwiegend über Internetportale an Verordner. Die Vertriebsabteilung der Hersteller übernimmt die Rolle des Großhändlers. Verordner erwirtschaften mit dem Verkauf von pflanzlichen chinesischen Medizinpräparaten einen Teil ihres Einkommens. Vertriebswege wie Direktvertrieb der Fertigpräparate an Anwender und der Vertrieb über den Einzelhandel stehen im Vergleich mit dem Vertrieb an Verordner klar zurück (Nutrition Business Journal 2005, S. 18 – 20). Werden die Medizinpräparate direkt vom Verordner verkauft, liegt der Anwenderpreis über dem anderer Vertriebswege (Crellin 2002, S. 231).

Tabelle 4 Vertriebswege der Hersteller

Firma	Verordner	Verkauf an den Einzelhandel	Verkauf an weiterverarbeitende Betriebe
QualiHerb	100%		
MayWay Corp./ Plum Flower	50%	25%	25%
Sun Ten/ Brion Herbs	100%		
Golden Flowers Chinese Herbs	100%		

Quelle: Nutrition Business Journal 2005, S. 18 – 20

Europäische Anwender können Fertigpräparate über Internetplattformen beziehen. Fertigpräparate, die mit pharmazeutischen Wirkstoffen angereichert sind, wie die über das Internet vertriebene Schlankheitspille LiDa,[63] werden von in

---

[63] O. V. (2006): Sibutramin weist starke Nebenwirkungen auf; Süddeutsche Zeitung Nr. 173, 29. /30. Juli 2006, S. 22.

Spanien oder den USA registrierten Websites vertrieben.[64] Verordner beziehen Fertigpräparate über den grauen Markt und verkaufen diese an ihre Patienten weiter. Über die Firmen, die aus chinesischen Grundstoffen hergestellte Fertigpräparate über das Internet vertreiben, ist aufgrund der unsicheren rechtlichen Situation und der damit einhergehenden zurückhaltenden Informationspolitik dieser Unternehmen nichts Genaueres bekannt.

Zugelassene Arzneimittel, deren Wirkstoffe ursprünglich aus Pflanzen der chinesischen Medizin stammen, werden wie jedes andere von einem westlichen Pharmaunternehmen hergestellte Medizinpräparat vertrieben. Bei Marketing und Vertrieb des zugelassenen Arzneimittels kommt es durchaus vor, dass die Herkunft des jetzt synthetisch hergestellten „chinesischen" Wirkstoffs erwähnt wird (Horton 2005, S. 1 - 3).

5.6 Anwender

Anwender sehen durch die pflanzliche chinesische Medizin Bedürfnisse und Wünsche an die Medizin erfüllt, die sie in der westlichen vermissen. Chinesische Medizin wird von den Anwendern als ganzheitlich, natürlich und individuell wahrgenommen (Bachhuber 2006, B. 20; Joachimmyer B. 20; König 2006, B. 20; Weinfurth 2006, B. 20). In der westlichen Welt wendet man chinesische Medizin zur Verbesserung des allgemeinen Gesundheitszustands und zur Behandlung akuter oder chronischer Leiden an (Segerath 2006, B. 23). Die generell positive Wahrnehmung chinesischer Medizin durch Anwender in der westlichen Welt wird durch Berichte über Qualitätsprobleme in Frage gestellt (Chang 2001, S. 171).

---

[64] Lida-Old PO BOX 481174 Los Angeles, CA 90048, USA ICQ 406341167 Lida Old Website; URL: http://lida-old.com/de/lida/more/impressum, am 18. März 2010; MediPharm Services S.A. Ctra Cabo la Nao (pla) 124-6 E- 03730 Javea - Alicante Lida Shop Website; URL: http://www.lida-shop.com/, am 18. März 2010.

5.6.1 Anwender in den USA

Seit den 80er Jahren des 20. Jahrhunderts hat sich die Einstellung der amerikanischen Bevölkerung gegenüber pflanzlicher Medizin gewandelt. Aufgrund einer gewissen Unzufriedenheit mit der wissenschaftlich ausgerichteten Medizin und der Nachfrage nach therapeutischen Alternativen kommt traditionellen Methoden wachsende Bedeutung zu. 28 Prozent der in einer Studie befragten amerikanischen Anwender pflanzlicher Medizinpräparate seien bereit, ein pflanzliches Medizinpräparat einen Monat lang einzunehmen, auch dann, wenn das Produkt bei Einnahme durch die Befragten keine Wirkung zeigt (Brevoort 2001, S. 160). Laut den Ergebnissen einer nicht repräsentativen Umfrage eines Herstellers von pflanzlichen chinesischen Medizinpräparaten sind die befragten Amerikaner der Ansicht, dass pflanzliche chinesische Medizin eine positive Wirkung auf ihre Gesundheit hat. Auch kennen die Befragten Erfahrungsberichte, in denen von Erfolgen mit pflanzlichen chinesischen Medizinpräparaten berichtet wird (Brevoort 2001, S. 167).

Eine Reihe von Untersuchungen (Cheng 2004, Ma 1999, Wang 1996) hat sich mit der Frage beschäftigt, wie die asiatische Bevölkerung der USA pflanzliche chinesische Medizinpräparate nutzt. Pflanzliche Medizinpräparate werden häufig als „Hausmittelchen" in Selbstmedikation verwendet (Ma 1999, S. 421). In der chinesisch-stämmigen Bevölkerung der USA wird sowohl chinesische als auch westliche Medizin eingesetzt. Dass ausschließlich eine der beiden Therapien angewendet wird, ist eher die Ausnahme (Ma 1999, S. 421).

5.6.2 Anwender in Deutschland

Auf die im Experteninterview gestellte Frage: „Warum verwenden die Anwender chinesische Medizin?" wurden persönliche Motive der Anwender und gesellschaftliche Gründe genannt.

Am häufigsten benannt wurde der ganzheitliche Ansatz der chinesischen Medizin (Bachuber 2006, B. 20; Joachimmeyer 2006, B. 20; König 2006, B. 20; Weinfurth 2006, B. 20), das geringe Vertrauen der Anwender in die wissenschaftliche Medizin aufgrund fehlender Therapieerfolge (Erdle 2006, B. 20; Joachimmeyer 2006, B. 20; Weinfurth 2006, B. 20; Segerath 2006, B. 20) und der Wunsch, sich nicht allein auf die allopathische Medizin verlassen zu müssen (Bachhuber 2006, B. 20; Erdle 2006, B. 20; Löschner 2006, B. 20; König 2006, B. 20). Anwender gehen davon aus, dass sie mit pflanzlicher chinesischer Medizin eine nebenwirkungsfreie Therapie verwenden (Bachhuber 2006, B. 20; Löschner 2006, B. 20; König 2006, B. 20). Personen, die Akupunktur schätzen, sind für die Verwendung pflanzlicher Präparate besonders offen (Erdle 2006, B. 20; Joachimmeyer 2006, B. 20; Weinfurth 2006, B. 20). Anwender solcher Präparaten verbinden mit deren Einnahme die Hoffnung, dass sie von Krankheiten geheilt werden können, die mit den Mitteln der wissenschaftlichen Medizin als nicht heilbar gelten (Bachhuber 2006, B. 20; König 2006, B. 20; Löschner 2006, B. 20). Die pflanzliche chinesische Medizin-Therapie profitiert davon, dass sich die Anwender von den Verordnern gut betreut fühlen (Segerath 2006, B. 20).

Die Medien berichten überwiegend wohlwollend (Segerath 2006, B. 20): „In den letzten Jahren ist alles, was aus China kommt, in Mode, auch die chinesische Medizin. Dieser Trend gibt der pflanzlichen chinesischen Medizin einen weiteren Aufschwung. Sie selbst ist keine Modeerscheinung, sondern eine in Deutschland langfristig wachsende Therapieform" (Joachimmeyer 2006, B. 20). Seit der Gesundheitsreform des Jahres 2004 werden die Kosten für pflanzliche Arzneimittel nur noch in Ausnahmefällen von der gesetzlichen Krankenversicherung übernommen. Die Reform hatte einen positiven Effekt auf die Verwendung von pflanzlicher chinesischer Medizin, da diese zu keiner Zeit von gesetzlichen Krankenversicherungen erstattet wurde. Anwender müssen die Kosten der Therapie auch nach der Gesundheitsreform weiterhin selbst tragen und setzen sich seit der Reform mehr damit auseinander, welche kostenpflich-tige pflanzliche Therapie sie verwenden wollen (Joachimmeyer 2006, B. 20).

6 Faktoren die die Wertschöpfungskette beeinflussen

Die Wertschöpfungskette wird durch Faktoren wie die Zahl der Ärzte und nichtärzlichen Verordner, die pflanzliche Arzneimittel verschreiben dürfen, beeinflusst. Die Verordner fungieren als Torwächter (Gatekeeper) für die Verwendung von pflanzlichen chinesischen Arzneimitteln. Gibt es nur wenige Ärzte, die die Arzneimittel verschreiben, kann sich der Markt nur langsam oder gar nicht entwickeln. Die Zahl der Verordner kann zum Flaschenhals in der Wertschöpfungskette werden.

Verbände beeinflussen, wie die Gewinne zwischen den verschiedenen Marktteilnehmern aufgeteilt werden. Kann ein Verband seine Mitglieder zu gleichem Verhalten motivieren, erhalten diese einen höheren Anteil an dem durch das Produkt geschaffenen Gewinn. Vom Anbau der Pflanze bis zum Verkauf des Arzneimittels wird ein Gewinn erzielt, der zwischen den Marktteilnehmern aufgeteilt wird. Ist ein Landwirt in der Lage, eine besonders begehrte Pflanze anzubauen, kann er einen hohen Preis verlangen, wenn es viele Händler gibt, die sich gegenseitig mit dem Preis überbieten. Der Anbauer kann in diesem Fall einen relativ hohen Anteil des Gewinns für sich sichern, während der Händler sich mit einem geringen Anteil begnügen muss. Gibt es hingegen für dieselbe Pflanze viele Anbauer und nur einen Abnehmer, wird der Abnehmer aufgrund der geringeren Konkurrenz einen niedrigen Preis für dieselbe Pflanze bezahlen. In diesem Fall erhält der Abnehmer einen Großteil des Gewinns. Organisieren sich viele Anbauer und bieten ihre Pflanzen über eine gemeinsame Verkaufsorganisation an, muss der Abnehmer einen höheren Preis bezahlen[65]. Verbände können wie mittelalterliche Gilden die Zahl der Anbieter und damit das Angebot beschränken und so einen höheren Preis für die von ihnen angebotenen Leistungen durchsetzen. Verbände können die Entwicklung des Marktes nachhaltig beeinflussen. Prüfungen und Zulassungsbeschränkungen wirken als Eintrittsbarrieren,

---

[65] Vorrausgesetzt alle anderen Faktoren wie Angebot und Nachfrage nach dem Produkt bleiben unverändert.

die die Zahl der Marktteilnehmer beschränkt. Bei steigenden Preisen fällt die Nachfrage nach den meisten Produkten. Bei Arzneimitteln ist dieser Zusammenhang nicht so stark ausgeprägt, spielt aber durchaus eine Rolle.

Die Verbreitung von pflanzlicher chinesischer Medizin hängt davon ab, wie der Gesetzgeber die rechtlichen Rahmenbedingungen gestaltet hat. Sind diese restriktiv, ist eine Vermarktung der Medizinpräparate nur eingeschränkt oder überhaupt nicht möglich. Sind die Rahmenbedingungen sehr liberal, kann die Sicherheit der Anwender durch minderwertige Medizinpräparate gefährdet sein. Auch die Zahl der Verordner hat Auswirkungen auf das Marktvolumen: In der EU bestimmen die einzelnen Mitgliedsstaaten die Zulassungsbestimmungen für die Verordner chinesischer Medizin (Maddalena 2004, S. 98[66]).

Erstattung durch Krankenversicherungen und die Qualität der Produkte beeinflusst wie viele Konsumenten sich für pflanzliche chinesische Arzneimittel interessieren. Werden diese Arzneimittel nicht von Krankenversicherungen erstattet, ist die Wahrscheinlichkeit hoch, dass einige Konsumenten andere Arzneimittel verwenden, die von den Krankenkassen erstattet werden. Dieses Verhalten wird Substitution genannt. Die Qualität der Produkte hat dieselbe Wirkung auf die Zahl der möglichen Anwender. Bei Qualitätsproblemen substituiert ein Teil der Anwender die chinesischen Arzneimittel mit anderen Therapien.

6.1 Verordner

Verordner sind Ärzte und andere nicht-ärztliche Intermediäre wie Heilpraktiker.[67] Pflanzliche chinesische Medizin wird in allen untersuchten Ländern zum großen Teil von wirtschaftlich eigenständigen Verordnern verschrieben. Ein ge-

---

[66] Europäischer Gerichtshof Fall Nummer 61/89 Frau Ursula Braun- Moser in: Official Journal EC L. 102, 22.4.1992 / 23- 24; 92/C 102-55).
[67] Heilpraktiker: Verordner pflanzlicher chinesischer Medizin, der eine staatliche Prüfung abgelegt hat, die ihm erlaubt, pflanzliche chinesische Medizin zu verschreiben.

ringer Teil von ihnen beschäftigt einen oder mehrere Angestellte.[68] Verordner, die als Angestellte beispielsweise in Krankenhäusern arbeiten, sind in der Minderheit.

6.1.1 Verordner in den USA

Ausbildungsstätten werden von der Accreditation Commission for Acupuncture and Oriental Medicine (ACAOM) zertifiziert. Die ACAOM ist vom U.S. Department of Education akkreditiert, Programme in Akupunktur and „Oriental Medicine" zu zertifieren.[69]

Die Zahl der anerkannten Ausbildungsstätten in den USA ist von 0 im Jahr 1970 auf über 50 im Jahr 2004[70] und über 60 in Jahr 2010 gestiegen.[71] Das Ausbildungsniveau hat sich ständig verbessert. In den 90er Jahren umfassten die angebotenen Kurse 6 bis 160 Ausbildungsstunden, wobei nur 19 % mit einem schriftlichen Abschlusstest endeten (Wetzel 1998, S. 786).

Über 4.000 Verordner[72] haben seit 1995 das „Herbology Certification" und seit 2003 das „Oriental Medicine Certification" erhalten.[73] Bevor eine dieser Prü-

---

[68] ChiaMed Website: Leitung,
URL:
http://www.chinamed.ch/modules/sections10/?page_id=2389711&lang=1&navTitle=Leitung am 3. Dezember 2007.
[69] Accreditation Commission for Acupuncture and Oriental Medicine (ACAOM): Hompage, URL: http://www.acaom.org/index.htm, am 3. Juni 2010.
[70] 56 Ausbildungsstätten im Jahr 2004, Nutrition Business Journal Volume 10 No. 2; 2005, S. 11.
[71] Accreditation Commission for Acupuncture and Oriental Medicine (ACAOM): Hompage, URL: http://www.acaom.org/index.htm, am 3. Juni 2010.
[72] NCCAOM Hompage: Abfrage der Datenbank
URL:
https://i7lp.integral7.com/durango/do/pr/prSearch?ownername=nccaom&channel=nccaom&basechannel=integral7&, am 14. Juni 2010.
[73] National Certification Commission for Acupuncture and Oriental Medicine (NCCAOM) Hompage: About NCCAOM - A Historical Perspective,

fungen abgelegt werden darf, muss der Kandidat nachweisen, mindestens 2.050 Stunden pflanzliche chinesische Medizin praktiziert zu haben (NCCAOM 2010, S. 22). Die Prüfungen für Akupunktur werden seit 1985 und die für pflanzliche chinesische Medizin seit 1995 von der National Certification Commission for Acupuncture and Oriental Medicine (NCCAOM) durchgeführt.

Seit 1985 haben über 19.000 Personen erfolgreich eine Prüfung bei der National Certification Commission for Acupuncture and Oriental Medicine (NCCAOM) bestanden.

URL: http://www.nccaom.org/about/index.html, am 2. Juni 2010.

Tabelle 5 Zahl der zertifizierten Verordner in den USA

Bundesland	Oriental Medicine und/oder Chinese Herbology Certification	Bundesland	Oriental Medicine und/oder Chinese Herbology Certification
Alabama	1	Missouri	26
Alaska	3	Montana	19
Arizona	75	Nebraska	3
Arkansas	9	Nevada	19
California	808	New Hampshire	16
Colorado	270	New Jersey	144
Connecticut	33	New Mexico	217
Delaware	7	New York	559
District of Columbia	7	North Carolina	101
Florida	167	North Dakota	0
Georgia	50	Ohio	35
Hawaii	39	Oklahoma	6
Idaho	21	Oregon	177
Illinois	159	Pennsylvania	79
Indiana	12	Rhode Island	20
Iowa	16	South Carolina	14
Kansas	14	South Dakota	3
Kentucky	10	Tennesee	22
Louisiana	8	Texas	365
Main	15	Utha	11
Maryland	69	Vermont	20

Massachusetts	134	Virginia	69
Michigan	26	Washington	46
Minnesota	301	Wisconsin	46
Mississippi	3	Wyoming	23
		Summe	4.297[74]

6.1.2 Verordner in Deutschland

In Deutschland üben sowohl Ärzte als auch Verordner ohne universitäres Studium pflanzliche chinesische Medizin aus. Die Zahl der nichtärztlichen Verordner von pflanzlicher chinesischer Medizin in Deutschland ist größer als die der ärztlichen Verordner (Segerath 2006, B. 28). Die Zahl der Verordner ohne hochschulmedizinische Ausbildung wird mit mindestens 4.000 angegeben (Hilsdorf 2006, B. 28).

60 bis 300 Ärzte üben ausschließlich chinesische Medizin aus (Löschner 2006, B. 28; Hilsdorf 2006, B. 28). Deren Zahl ist in den letzten Jahren beständig gewachsen (Segerath 2006, B. 28).

Die Zahl der Ärzte, die pflanzliche chinesische Medizin als eine von mehreren Therapieformen anbieten, etwa als privat zu bezahlende Zusatzleistung in einer klassischen Arztpraxis, beläuft sich auf bis zu 1.000 Personen (Bachhuber 2006, B. 28).

Die von den Experten geschätzte Zahl der Ärzte, die pflanzliche chinesische Medizin praktizieren, entspricht in etwa derjenigen, die sich aus den Mitgliederzahlen der Verordner-Verbände errechnen lassen. Von etwa 4.700 im Jahr 2005 auf der Website aufgeführten Mitgliedern der Deutschen Ärztegesellschaft für

---

[74] NCCAOM Homepage: Abfrage der Datenbank
URL:
https://i7lp.integral7.com/durango/do/pr/prSearch?ownername=nccaom&channel=nccaom&basechannel=integral7&, am 14. Juni 2010.

Akupunktur (DÄGfA) verwendeten 232 chinesische Phytotherapie.[75] 2010 lag die Zahl der Ärzte, die chinesische Phytotherapie als Schwerpunkt angegeben hatten bei 214.[76] Dies entsprach im Jahr 2005 4,94 % aller Mitglieder die auf der Website der DÄGfA als Verordner aufgeführt waren. Geht man davon aus, dass es in Deutschland insgesamt 40.000 Ärzte[77] gibt, die Akupunktur praktizieren (Joachimmeyer 2006, B. 28), würde es, hochgerechnet auf alle Akupunktur-Verordner in Deutschland, fast 2.000 Ärzte geben, die pflanzliche chinesische Medizin praktizieren.[78]

70 Prozent aller Apotheken-Rezepte für pflanzliche chinesische Medizinpräparate werden von Ärzten und die verbleibenden 30 Prozent von nicht-ärztlichen Verordnern wie chinesisch-stämmigen Verordnern und Heilpraktikern ausgestellt (Bachhuber 2006, A. 29).

---

[75] Deutsche Ärztegesellschaft für Akupunktur e.V. Website: Abfrage der DÄGfA Datenbank URL: http://www.daegfa.de/Pages/Aerzteliste.aspx?navnode=4, am 16. September 2005.

[76] Deutsche Ärztegesellschaft für Akupunktur e.V. Website: Abfrage der DÄGfA Datenbank URL: http://www.daegfa.de/Pages/Aerzteliste.aspx?navnode=4, am 23 März 2010.

[77] Die Zahl entspricht etwa 12,5% aller Ende 2008 in Deutschland berufstätigen Ärzte. Kassenärztliche Bundesvereinigung Website
URL: http://www.kbv.de/presse/7479.html#1. Arztzahlen (Stand 31.12.2008), am 23. Februar 2010.

[78] Unter der Annahme, dass 4,94 % aller Akupunkteure wie bei der DÄGfA pflanzliche chinesische Medizin praktizieren, wären es exakt 1.976 Ärzte.

Abbildung 14 Aufteilung des Umsatzes zwischen medizinischen und nicht medizinischen Verordnern in Deutschland in Prozent

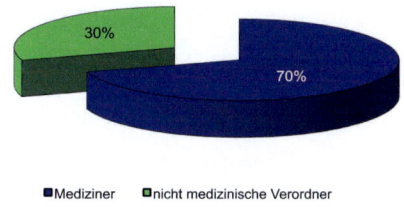

Quelle: Bachhuber 2006, B. 29

Verordner praktizieren pflanzliche chinesische Medizin aus persönlichen Interessen (Weinfurth 2006, B. 30) sowie, in steigendem Maß, aus finanziellen Gründen (Erdle 2006). „Immer häufiger entsteht die Motivation für die Anwendung besonderer Therapierichtungen aufgrund des wirtschaftlichen Drucks, dem sich niedergelassene Ärzte in den reichen Industrienationen zunehmend ausgesetzt fühlen. Dieser Druck schränkt den behutsamen Aufbau von Wissen und Erfahrung ein und führt zu einer unkritischen Haltung gegenüber der eigenen Kompetenz" (Friedl 2000, S. 280). Erfolgreich hauptberuflich tätige Verordner wenden pflanzliche chinesische Medizin häufig aus Überzeugung an (Löschner 2006, B. 30) und aufgrund ihrer persönlichen Sympathie für die ostasiatische Philosophie und Weltanschauung (Weinfurth 2006, B. 30). Viele Verordner, bei denen pflanzliche chinesische Medizin eine von vielen angebotenen Therapien ist, wenden sie aufgrund von überwiegend finanziellen Interessen an (Löschner 2006, B.30). Die Ärzte, die pflanzliche chinesische Medizin neben der wissenschaftlichen Medizin anbieten, stellen das Wachstumspotenzial an Verordnern der nächsten Jahre dar (Löschner 2006, B. 30).

Verordner dürfen aufgrund gesetzlicher Regelungen keine Arzneimittel verkaufen. „Verordner, die trotzdem Präparate beziehen und an Ihre Patienten weiterverkaufen sind 1. naiv und wissen nicht, daß der Verkauf verboten ist, 2. handeln im vollen Bewusstsein, dass Sie gegen deutsches Recht verstoßen und 3. sind gutgläubig. Die Gutgläubigen nehmen an, dass es bei CHM, ähnlich wie bei Homöopathie nicht auf die messbaren Inhaltsstoffe des Präparats ankommt, sondern auf die Zubereitung und den Ritus mit dem das Präparat verabreicht wird. Die gutgläubigen Verordner gehen davon aus, dass CHM Präparate nicht mit westlichen Qualitätsmaßstäben messbar sind" (Segerath 2006, B. 9).

Ärzte werden in Deutschland im Rahmen ihres Studiums in der Pharmakologie und Phythopharmaka ausgebildet und können ohne weitere Ausbildung pflanzliche chinesische Medizinpräparate verordnen. In den Jahren 1999 bis 2003 wurden Medizin-Studenten im 2. Staatsexamen, der letzten schriftlichen Prüfung in Deutschland im universitären Medizinstudium, über ihr Wissen im Bereich „Naturheilverfahren und Homöopathie" geprüft. Von 1999 bis 2003 wurden 8 bis 12 von insgesamt 574 bis 580 Prüfungsfragen zu diesen Themen gestellt.[79] Dies entspricht etwa 2% aller Prüfungsfragen. Für ausgebildete Ärzte werden Spezialisierungskurse angeboten. An den Universitäten in Berlin,[80] Essen,[81] Hamburg[82] und Witten-Herdeke[83] gibt es Lehrstühle und Abteilungen für chinesische Medizin. An den Privat-Kliniken Steigerwald,[84] Kötzting,[85] Ottobeuren[86] und Silima[87]

---

[79] eigene Recherchen, Skripte alter Staatsexamina.
[80] Horst-Görtz-Institut für Theorie, Geschichte und Ethik Chinesischer Lebenswissenschaften (HGI) Website, URL: http://hgi.charite.de/metas/ueberblick/, am 1. März 2012. CHAMP - Charité Ambulanz für Prävention und Integrative Medizin Website: Professorin Dr. med. Claudia M. Witt, URL:
http://www.champ-info.de/unser_team/prof_dr_claudia_witt/ am 1. März 2012.
[81] Lehrstuhl für Naturheilkunde der Alfried Krupp von Bohlen und Halbach-Stiftung, an der Universität Duisburg-Essen,
URL: http://www.uni-essen.de/naturheilkunde/de/kontakt.ph, am 26. November 2007.
[82] Universitätsklinikum Hamburg-Eppendorf:
URL: http://www.uke.uni-hamburg.de/medien/downloads/zg-medien/UKEnews200610.pdf; S. 10 am 26. November 2007.
[83] Universität Witten-Herdeke: Phytotherapie,
URL: http://wga.dmz.uni-wh.de/cm/html/default/phytotherapie, am 26. November 2007.
[84] Klinik am Steigerwald Website, URL: http://www.tcmklinik.de/, am 3. Dezember 2007.

steht die Behandlung mit chinesischer Medizin im Vordergrund. Auch das Johanniter-Krankenhaus Radevormwald verfügt über eine Abteilung.[88] Um pflanzliche chinesische Medizin verschreiben zu dürfen, ohne Arzt zu sein, ist in Deutschland die Zulassung als Heilpraktiker notwendig. Eine praktische Ausbildung ist für die Zulassungsprüfung nicht zwingend erforderlich. Das einschlägige Wissen kann im Selbststudium erworben werden. „Es handelt sich nicht um einen Lehrberuf, d.h. es gibt keine geregelte Ausbildung, Heilpraktikerschulen können fakultativ besucht werden" (Hoffmann 2003, S. 792). In einer Umfrage gaben 10% der befragten Zulassungskandidaten an, dass sie die Materie im Selbststudium erlernten, während 88% der Befragten sagten, dass sie eine Ausbildung von ein bis vier Jahren Dauer absolviert hätten. Eine durchschnittliche Heilpraktikerausbildung umfasst in drei Jahren 3.500 Lehrstunden. Die Intensität und Qualität der Ausbildung variiert beträchtlich (Cramer 1995, S. 11 - 12; Maddalena 2004, S. 78; World Health Organization 2001, S. 96).

In Deutschland wird ein Studiengang für chinesische Medizin angeboten, der pflanzliche Therapieformen umfasst. Der „Certified Physician of Chinese Medicine", angeboten von der Societas Medicinae Sinensis [89] (SMS), hat einen Umfang von 1.000 Ausbildungsstunden: „Zusammen mit dem Studiengang TCM[90] an der Universität Witten-Herdecke bietet die Societas Medicinae Sinensis eine im deutschen Sprachraum einzigartige, universitär angebundene Ausbildung in

---

[85] TCM-Klinik Kötzting Website, URL: http://www.tcm-klinik-koetzting.de, am 28. Februar 2008.
[86] Klinik für Traditionelle Chinesische Medizin Ottobeuren, URL: http://www.tcm-ottobeuren.de/tcm_a_z.shtml?navid=33, am 28. Februar 2008.
[87] Klinik Silima Website, URL: http://www.klinik-silima.de/, am 3. Dezember 2007.
[88] TCM Abteilung Johanniter-Krankenhaus Radevormwald, URL: http://www.tcm-johanniter.de/cms/kontakt/anschrift.html?tx_jppageteaser_pi1%5BbackId%5D=18, am 28. Februar 2008.
[89] Societas Medicinae Sinensis;bzw. Internationale Gesellschaft für Chinesische Medizin.
[90] Traditionelle Chinesische Medizin.

chinesischer Medizin an".[91] Neben diesem Studiengang wird dort auch eine auf chinesische Arzneimitteltherapie spezialisierte, 240 Stunden umfassende Ausbildung in chinesischer Arzneitherapie angeboten.[92]

6.2 Verbände

Verbände setzen sich für bessere Zulassungsbedingungen der Verordner, für einen höheren Bekanntheitsgrad chinesischer Medizin, für moderate gesetzliche Rahmenbedingungen bei der Verwendung von pflanzlichen Medizinpräparaten, für ein einheitliches Ausbildungsniveau der Verordner und einen höheren Bekanntheitsgrad chinesischer Medizin ein.

In der westlichen Welt gibt es keine nennenswerten Anbaugebiete von pflanzlichen chinesischen Grundstoffen und somit auch keine Verbände der Anbauer. Großhändler sind nicht in speziellen Verbänden organisiert. Es gibt in Deutschland sporadische Treffen einzelner Firmen mit Apothekerverbänden, mit dem Ziel, Richtlinien für ein Qualitätssiegel festzulegen. Anbauer, Großhändler und Produzenten sind teilweise Mitglieder in Verbänden für pflanzliche Medizinpräparate, in den USA beispielsweise in der American Herbal Products Association (AHPA).

Einzelhändler weisen einen gewissen Organisationsgrad auf. In Deutschland haben sich Apotheken zu der 1999 gegründeten Arbeitsgemeinschaft deutscher TCM-Apotheken (TCM-Apo Ag) zusammengeschlossen. 2006 hatte die Ar-

---

[91] Internationale Gesellschaft für Chinesische Medizin e. V. Website: Ärztliche Schule Ausbildung Häufige Fragen,
URL: http://www.tcm.edu/Aerztliche-Schule/Haeufige_Fragen.aspx, am 18. Januar 2008.
[92] Internationale Gesellschaft für Chinesische Medizin e. V. (SMS) Website: Ausbildung Arzneitherapie,
URL: http://www.tcm.edu/Aerztliche-Schule/Ausbildung.Arzneitherapie.aspx, am 18. Januar 2008.

beitsgemeinschaft über 60 und 2010 über 80 Apotheken als Mitglieder.[93] Sie bemüht sich um einen Erfahrungsaustausch, betreibt aber keine politische Lobbyarbeit. Organisiert wird der Verband von dem deutschen Großhändler Herbasin. Wettbewerber nehmen den Verband als Vertriebsarm von Herbasin. wahr (Stolley 2006, B. 34; Bachhuber 2006, B. 34).

Die Verordner sind sowohl in den USA[94] als auch in Europa vergleichsweise gut organisiert, wobei es, abhängig von der medizinischen oder nicht-medizinischen Ausbildung der Verordner, unterschiedliche Verbände gibt. Oft sind die Verordner von pflanzlichen chinesischen Medizinpräparaten auch den deutlich mitgliederstärkeren Akupunkturverbänden angegliedert.[95]

Verordner-Verbände stellen formelle und informelle Mindestanforderungen an ihre Mitglieder, sei es in Form eines Nachweises über ein bestimmtes Ausbildungsniveau in absolvierten Stunden[96] oder über ethische Richtlinien, wie eine Therapie auszuführen ist.[97]

In den USA sind die politischen Ziele der Verbände die Zulassung der Ausübung von Akupunktur und pflanzlicher chinesischer Medizin in den einzelnen Bundesstaaten und der freie Zugang zu pflanzlichen chinesischen Medizinpräparaten.[98] Nicht in allen Bundesstaaten der USA ist es erlaubt, chinesische Medizin

---

[93] Arbeitsgemeinschaft deutscher TCM-Apotheken Website, URL: http://www.tcm-apo.de/index.php?SCREEN=mitgliedliste&menue1=m2&menue2=14, am 25. März 2010.
[94] In den USA gibt es keinen Dachverband für chinesische Medizin (Wang 1996, S. 5).
[95] Beispielsweise dem International Council of Medical Acupuncture and Related Techniques, der Deutsche Ärztegesellschaft für Akupunktur sowie der Acupuncture and Oriental Medicine Alliance.
[96] Deutsche Wissenschaftliche Gesellschaft für Traditionelle Chinesische Medizin e.V. Website: Curiculum, URL: http://www.dwgtcm.com/Arbeitskreise/Berufspolitik/Curriculum/curriculum.html, am 13. August 2007.
[97] American Association of Oriental Medicine Website: Model Code of Ethics, URL: http://www.aaom.org/default.asp?pagenumber=3216, am 13. September 2007.
[98] American Association of Oriental Medicine Website: Legistltive and Public Policy Activities, URL: http://www.aaom.org/default.asp?pagenumber=3216, 13. August 2007.

zu praktizieren (Wang 1996, S. 5). Im Jahr 2009 durfte in 43 Bundesstaaten chinesische Medizin ausgeübt werden (Ward-Cook 2010, S. 8).

In Deutschland streben die Verbände ein einheitlicheres Ausbildungsniveau der Verordner an und versuchen durch Öffentlichkeitsarbeit und im Dialog mit den Kostenträgern im Gesundheitswesen chinesische Medizin bekannter zu machen.[99]

---

[99] Deutsche Wissenschaftliche Gesellschaft für Traditionelle Chinesische Medizin e.V. Website: Curiculum:
URL: http://www.dwgtcm.com/Ziele/Ganz_konkret/ganz_konkret.html, am 13. August 2007.

Tabelle 6 Verbände der Verordner pflanzlicher chinesischer Medizin I.

Land	Verband	Mitglieder	Jahr der Gründung	Mitglieder 2005	Mitglieder 2010
International	International Council of Medical Acupuncture and Related Techniques (ICMART)	Vor allem Akupunkteure	1983	30.000 [100]	30.000 [101]
Deutschland	Deutsche Wissenschaftliche Gesellschaft für Traditionelle Chinesische Medizin (DWGTCM) [102]	Ärzte	k. A.	104 [103]	110
Deutschland	Internationale Gesellschaft für Chinesische Medizin e. V. Societas Medicinae Sinensis (SMS) [104]	Ärzte	1978	k. A.	275 [105]

---

[100] International Council of Medical Acupuncture and Related Techniques Website, URL: http://www.icmart.org/, am 16. September 2005.

[101] International Council of Medical Acupuncture and Related Techniques Website, URL: http://www.icmart.org/, am 25. März 2010.

[102] Deutsche Wissenschaftliche Gesellschaft für Traditionelle Chinesische Medizin. Website, URL: http://www.dwgtcm.com/ am 25. März 2010.

[103] Die Mitgliederzahl war in den letzten Jahren in etwa stabil. Bis auf zwei bis drei Ausnahmen sind alle Mitglieder Ärzte (Hager 2008).

[104] Internationale Gesellschaft für Chinesische Medizin e. V. Website, URL: http://www.tcm.edu/Home.aspx, am 25. März 2010.

[105] Ärzte, die bei der SMS eine umfassende mehrjährige Ausbildung mit Abschlussprüfung absolviert haben. Mehr als 60 Ärzte haben eine SMS Qualifikation in Arzneitherapie erworben; Internationale Gesellschaft für Chinesische Medizin e. V. Website, URL: http://www.tcm.edu/Patienteninformationen/Arztsuche.aspx, am 25. März 2010.

Tabelle 7 Verbände der Verordner pflanzlicher chinesischer Medizin II.

Land	Verband	Mitglieder	Jahr der Gründung	Mitglieder 2005	Mitglieder 2010
Deutschland	Deutsche Ärztegesellschaft für Akupunktur (DÄGfA)[106]	Ärzte, die Akupunktur ausüben	1951	4.700[107]	4.150[108]
Deutschland	Deutsche Gesellschaft für Akupunktur und Neuraltherapie (DGfAN)[109]	Ausschließlich Akupunkteure	1990	3.460[110]	1.488[111]
Deutschland	Q+ e.V[112]	Niedergelassene Ärzte und Krankenhausärzte, die Akupunktur ausüben	1997	k. A.	1.400[113]

---

[106] Deutsche Ärztegesellschaft für Akupunktur e.V. Website, URL: http://www.daegfa.de, am 25. März 2010.
[107] Deutsche Ärztegesellschaft für Akupunktur e.V. Website: Abfrage der DÄGfA Datenbank URL: http://www.daegfa.de/Pages/Aerzteliste.aspx?navnode=4, am 16. September 2005.
[108] Deutsche Ärztegesellschaft für Akupunktur e.V. Website: Abfrage der DÄGfA Datenbank URL: http://www.daegfa.de/Pages/Aerzteliste.aspx?navnode=4, am 25. März 2010.
[109] Deutsche Gesellschaft für Akupunktur und Neuraltherapie Website, URL: http://www.dgfan.de, am 25. März 2010.
[110] Deutsche Gesellschaft für Akupunktur und Neuraltherapie Website: Arztsuche, URL: http://www.dgfan.de/index.php?id=92, am 18. Januar 2007.
[111] Deutsche Gesellschaft für Akupunktur und Neuraltherapie Website: Arztsuche, URL: http://www.dgfan.de/index.php?id=92, am 25. März 2010.
[112] Ehemals Gesellschaft zur Förderung einer naturwissenschaftlich physiologisch begründeten Akupunktur e.V. Der Verein hat sich mittlerweile in Q+ e.V umbenannt.
[113] Q+ e.V. Website: Wer sind wir, URL: http://www.akupunkturausbildung.de/index.php?sid=1035&ses=dca16e968e38ab3889fe22cdc94ace10, am 1. März 2012.

Tabelle 8 Verbände der Verordner pflanzlicher chinesischer Medizin III.

Deutschland	Arbeitsgemeinschaft für Klassische Akupunktur und Traditionelle Chinesische Medizin e.V. (AGTCM)	Ärzte, Heilpraktiker	1954		607[114]
Deutschland	Gesellschaft für die Dokumentation von Erfahrungsmaterial der chinesischen Arzneitherapie (DECA)	Ärzte	1988		27[115]
Großbritannien	Register of Chinese Herbal Medicine (RCHM)[116]	Verordner chinesischer Medizin	1987	400	450
Großbritannien	European Herbal & Traditional Medicine Practitioners Association (EHTPA)[117]	Verordner pflanzlicher Medizin	1993	k.A	1.500
USA	Association of Acupuncture and Oriental	Vor allem Aku-	1981 – 1993	k.A.	k.A.

---

[114] Vollmitglieder, davon 278 mit einer Ausbildung in Arzneimitteltherapie. „Vollmitglieder sind in Deutschland zugelassene Therapeuten, also Heilpraktiker, Heilpraktikerinnen oder Ärzte und Ärztinnen, die entweder ein Diplom der AGTCM e.V. an einer unserer Kooperationsschulen nach unserem bundesweiten Standard erworben haben oder eine mindestens gleichwertige externe Ausbildung nachgewiesen haben. Diese Mitglieder werden in unserer Therapeutendatenbank geführt, wenn sie überdies regelmäßige Fortbildung in unserem Creditsystem nachweisen (Arbeitsgemeinschaft für Klassische Akupunktur und Traditionelle Chinesische Medizin e.V.: Mitglied werden,
URL:http://www.agtcm.de/patienten/mitglied-werden.htm, am 12. Juni 2010).

[115] 27 auf der Website aufgelistete Ärzte Gesellschaft für die Dokumentation von Erfahrungsmaterial der chinesischen Arzneitherapie Website: Ärzte und Kliniken, URL: http://www.tcmnet.de/, am 26. September 2010.

[116] Register of Chinese Herbal Medicine Website, URL: http://www.rchm.co.uk/, am 25. März 2010.

[117] Vgl.European Herbal & Traditional Medicine Practitioners Association Website, URL: http://www.ehpa.eu/about_us/index.html am 25. März 2010.

	Medicine (AAAOM)[118]	punkteure	und seit 2007		
USA	American Association of Oriental Medicine (AAOM)	Vor allem Akupunkteure	1993 – 2007	5.000 - 10.000	k.A.
USA	Acupuncture and Oriental Medicine Alliance (AOMA)	Vor allem Akupunkteure	1993 – 2007	1.200 [119]	k.A.
USA	American Academy of Medical Acupuncture (AAMA)[120]	Ärzte	1987	1.740	1.445 [121]

In den USA sind Verordner pflanzlicher chinesischer Medizinpräparate in den Verbänden American Medical Acupuncture Association (AMAA) sowie in der American Association of Acupuncture and Oriental Medicine (AAAOM) organisiert. Die American Medical Acupuncture Association (AMAA) ist der Verband der Ärzte, die Akupunktur und pflanzliche chinesische Medizin ausüben. Die American Association of Oriental Medicine war von 1993 bis 2007 in zwei seperate Verbände geteilt und umfasst Ärzte als auch Nicht-Ärzte, die Akupunktur ausüben.

6.3 Gesundheitspolitische Relevanz

Von 1994 bis 2003 konnten die Hersteller ihrer Produkte in den USA verkaufen ohne besondere Regeln bezüglich Qualität, Sicherheit und Wirksamkeit einhalten zu müssen. „Es gelten die gleichen Vorgaben wie für jedes andere Lebensmittel" (Reh 2005, S. 6). Seit dem Jahr 2003 hat die FDA die Auflagen für chi-

---

[118] Association of Acupuncture and Oriental Medicine (AAAOM) Website, URL: http://www.aaaomonline.org/default.asp?pagenumber=12, am 25. März 2010.
[119] Nutrition Business Journal 2005, S. 10
[120] American Academy of Medical Acupuncture Website:
URL: http://www.medicalacupuncture.org/, am 25. März 2010.
[121] Dowden, J. (2010): Email von administrator@medicalacupuncture.org am 2. Juni 2010.

nesische Fertigpräparate deutlich verschärft. Die Möglichkeit des Imports von Fertigpräparaten wurde immer weiter eingeschränkt. Auslöser für die Änderung der Rahmenbedingungen waren die Nebenwirkungen von Ephedra-Produkten, chinesisch Ma huang.[122] Ephedra wurde in den USA im großen Maßstab zur Leistungssteigerung und zur Gewichtsreduktion verwendet (Blumenthal 2004, S. 1 - 3), Anwendungen die nicht aus der chinesischen Medizin stammen. Seit 2004 darf Ephedra in den USA nur noch für traditionelle Anwendungen verabreicht werden und ist nicht mehr als Nahrungsergänzungsmittel erhältlich.[123]

Seit 2004 können pflanzliche Präparate über ein erleichtertes Verfahren als verschreibungspflichtige Medikamente zugelassen werden. Wirksamkeit und Sicherheit des Präparats müssen schon vor den klinischen Tests aufgrund traditioneller Verwendung feststehen (FDA 2004). Das erste auf diese Weise zugelassene Präparat war im Jahr 2006 das Mittel Veregen der Firma Medigen AG aus Deutschland, das aus Grünem Tee gewonnen wird.[124] 60 bis 70 Präparate durchlaufen momentan diesen Zulassungsprozess der FDA. 10 dieser Präparate stammen aus China.

Die Zulassung von Verordnern ist auf der Ebene der Bundesstaaten geregelt. In neun Bundesstaaten[125] ist die Ausübung von pflanzlicher chinesischer Medizin zulassungspflichtig. Auch für die Herstellung von individuellen Fertigpräparaten benötigt man in vielen Bundesstaaten eine Zulassung.[126]

---

[122] Ephedra Prohibition Act. 2003 Ill. Laws 8 (May 28, 2003),
URL:http://www.legis.state.il.us/legislation/publicacts/fulltext.asp?Name=093-0008&print=true, am 15. Mai 2005.
[123] Food and Drug Administration (FDA): Sales of Supplements Containing Ephedrine Alkaloids (Ephedra) Prohibited,
URL: http://www.fda.gov/oc/initiatives/ephedra/february2004/, am 11. September 2008.
[124] Medigene Website: Veregen, URL: http://www.medigene.de/veregen/, am 27. Juli 2010.
[125] Arkansas, Delaware, Massachusetts, Nevada, New Jersey, New Mexico, Pennsylvania, Texas und Vermont.
[126] NCCAOM Website: State Licensure Information,

Zulassungsvoraussetzung ist die erfolgreich bestandene Prüfung in Chinese Herbology oder Oriental Medicine, die von der National Certification Commission for Acupuncture and Oriental Medicine (NCCAOM) durchgeführt wird. Die Zulassung folgt der Zulassung für Akupunkteure. Um Akupunktur ausüben zu dürfen, ist in fast allen Bundesstaaten eine bestandene NCCAOM Prüfung Pflicht. Allein Kalifornien verlangt eine staatliche Prüfung, die nicht von der NCCAOM durchgeführt wird.

Abbildung 15 US Bundesstaaten, die eine Lizensierung als Akupunkteur verlangen[127]

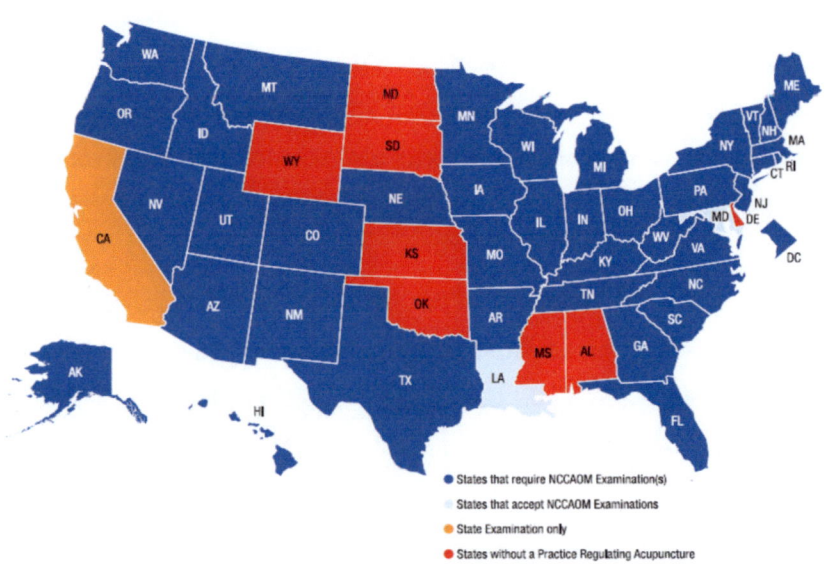

URL: http://www.nccaom.org/applicants/state_data/State_sheet.htm, am 3. Juni 2010.
[127] NCCAOM Website: States using NCCAOM examinations for acupuncture licensure, URL:
http://www.nccaom.org/diplomates/sfi_forms/States%20using%20Exams%20for%20Ac%20 5-14-08%20NEW.pdf, am 3. Juni 2010.

Über die Zulassung pflanzlicher Medizinpräparate in der EU geben die Arbeiten von Maddalena (2004) und die Studie „Herbal medicinal products in the European Union", herausgegeben vom Europäischen Fachverband der Arzneimittelhersteller,[128] erschöpfend Auskunft. Ziel der Europäischen Union ist die Schaffung eines einheitlichen Binnenmarktes für medizinische Produkte und Dienstleistungen. Die Harmonisierung der gesetzlichen Rahmenbedingungen für pflanzliche Arzneimittel ist in den Mitgliedsländern der EU deutlich weniger weit fortgeschritten als die für chemische Stoffe. Die unterschiedlichen Traditionen sind ein wesentlicher Faktor dafür, dass pflanzliche Medizinpräparate in den verschiedenen Mitgliedsländern der EU unterschiedlich beurteilt und eingeschätzt werden. Regelungen auf Ebene der Europäischen Union wurden bisher nur zögerlich in nationales Recht übernommen. Die allgemeinen Empfehlungen auf europäischer Ebene hatten oft keine bindende Wirkung für die Mitgliedsstaaten. Deshalb wurden sie auf nationaler Ebene nur teilweise umgesetzt (Reh 2005, S. 11). Pflanzliche chinesische Medizinpräparate können nach Artikel 16c 1 (c) der Richtlinie 2004/24 EU, Chapter 2a als traditionelle Arzneimittel zugelassen werden, wenn die pflanzlichen Medizinpräparate seit mindestens 30 Jahren als Arzneimittel Verwendung finden und seit mindestens 15 Jahren innerhalb der EU angewendet worden sind. Diese Anforderungen können die meisten chinesischen Präparate nicht erfüllen. Bis heute (2011) sind keine chinesischen Grundstoffe als Fertigarzneimittel für Indikationen der chinesischen Medizin in Europa zugelassen. An Absichtsbekundungen, chinesische Präparate bis zum Ablauf der Frist im April 2011 zuzulassen, mangelte es hingegen nicht.[129]

---

[128] Europäischer Fachverband der Arzneimittel-Hersteller: Herbal medicinal products in the European Union, URL: http://ec.europa.eu/enterprise/pharmaceuticals/pharmacos/docs/doc99/herbal_medecines_en.pdf, am 5. Januar 2008.
[129] Phynova Website: Company Information, URL: http://www.phynova.com/Company_Information.asp, am 10. Juni 2010.

Die Richtlinie legt des weiteren fest, dass eine Liste traditioneller pflanzlicher Stoffe und Indikationen zur Veröffentlichung durch die europäische Kommission (Artikel 16f 2004/24 EU) erstellt werden soll. Weiterhin ist die Erarbeitung von gemeinschaftlichen Pflanzenmonographien in Hinblick auf die Zulassung und Registrierung von pflanzlichen Arzneimitteln beschlossen worden (Artikel 16h 2004/24 EU). Pflanzliche chinesische Stoffe sind in den Monographien bisher nicht aufgenommen (Stand 2012).

In Deutschland wird strikt zwischen pflanzlichen Stoffen und den daraus hergestellten Arzneimitteln unterschieden. Getrocknete Heilpflanzen wurden von deutschen Gerichten als Lebensmittel eingestuft.[130] Erst durch die Zusammenstellung der Grundstoffe durch den Apotheker wird in Deutschland aus dem Lebensmittel ein Arzneimittel (Segerath 2006, B. 11). Laut dem Urteil des Niedersächsischen Oberverwaltungsgerichts „stellen aus China importierte unbehandelte oder nur grob vorbehandelte getrocknete Pflanzenteile, die in der Traditionellen Chinesischen Medizin zu Heilzwecken verwendet werden, als solche keine Arzneimittel im Sinn des § 2 Arzneimittelgesetz (AMG) dar. Diese Zweckbestimmung erhalten sie erst dann, wenn mehrere unterschiedliche Pflanzenteile in der Apotheke auf Grund ärztlicher Verordnung gezielt zusammengestellt und vermischt werden." (Niedersächsisches Oberverwaltungsgericht vom 2002, Az.: 11LC/207/02). Das geltende Arzneimittelgesetz wird als ausreichend eingestuft, um die Qualität von pflanzlicher chinesischer Medizin zu gewährleisten. Problematisch am deutschen Arzneimittelgesetz ist allerdings, dass der „gute Glaube" gilt. Solange Grundstoffe nicht negativ getestet worden sind, wird von der einwandfreien Qualität der Grundstoffe ausgegangen. Dieses System lädt zu Missbrauch ein (Stolley 2006, C. 2).

---

[130] ABDA Bundesvereinigung Deutscher Apothekerverbände: Traditionelle Chinesische Medizin, Sicherere Vertriebswege auch für chinesische Heilpflanzen,
URL: http://www.presseportal.de/pm/7002/848326/abda_bundesvgg_dt_apotherverbaende, am 14. Juli 2006.

Pflanzen und deren Inhaltsstoffe die vom Bundesinstitut für Arzneimittel und Medizinprodukte als bedenklich eingestuft werden, sind nicht vertriebsfähig: Dies gilt auch, wenn sie fester Bestandteil der chinesischen Medizin sind (Focks 2003, S. 701).

6.4 Erstattung durch Krankenversicherungen

Gesetzliche Krankenversicherungen in Europa und den USA erstatten, anders als in Asien, pflanzliche chinesische Medizinpräparate[131] nur in Ausnahmefällen (Hilsdorf 2006, B. 32; Joachimmeyer 2006, B. 32, Löschner 2006, B. 32). In Deutschland werden die Kosten für pflanzliche chinesische Präparate beispielsweise seit 1991 bei einer Behandlung in der TCM-Klinik Kötzting er-stattet: „Seit August 1991 hat die TCM-Klinik einen Versorgungsvertrag für stationäre Krankenhausbehandlung. Danach erbringt die Klinik therapeutische Leistungen der „Besonderen Therapierichtungen" (§ 2 SGB V) in Form von Krankenhausbehandlungen nach § 39 SGB V. Krankenkassen übernehmen die Kosten für die stationäre Behandlung in einem Doppelzimmer".[132] Private Krankenversicherungen erstatten pflanzliche chinesische Medizinpräparate und Therapien in einem Teil der Fälle (Erdle 2006, B. 32; Joachimmeyer 2006, B. 32; Löschner 2006, B. 32; Hilsdorf 2006, B. 32; Segerath 2006, B. 32; Stolley 2006, B. 32; Weinfurth 2006, B. 32; Wang 1996, S. 10).

Das Erstattungsverhalten aller Krankenversicherungen wirkt sich sehr unterschiedlich aus: Pflanzliche chinesische Medizinpräparate sind in Ländern mit einer weitgehend flächendeckenden Krankenversicherungspflicht wie Deutschland (Mattern 1997, S. 48), Großbritannien (Müller 2006) oder Frankreich (Tiemann 2006; Müller 2005), in denen pflanzliche chinesische Medizinpräpara-

---

[131] Pflanzliche chinesische Medizinpräparate werden beispielsweise in Japan (WHO 2001, S. 159) und Korea (WHO 2001, S. 168) von der gesetzlichen Krankenversicherung erstattet.
[132] TCM-Klinik Kötzting: Stationäre Aufnahme,
URL: http://www.tcm-klinik-koetzting.de/frameset.html, am 28. Februar 2008.

te von der Krankenversicherung nicht bezahlt werden, aus Sicht der Anwender teuer. In Ländern wie den USA (Kruse 1997, S. 97; Mattern 1997, S. 28), wo bisher ein Teil der Bevölkerung überhaupt nicht versichert ist, kann pflanzliche chinesische Medizin im Vergleich zu anderen Therapien von dem nicht versicherten Teil der Bevölkerung als eine vergleichsweise günstige Therapie wahrgenommen werden (Wang 1996, S. 7 – 8).

6.5 Qualität

Die Qualität der angebotenen Grundstoffe hat erheblichen Einfluss auf die Entwicklung des Marktes. Potenzielle Anwender von pflanzlicher chinesischer Medizin werden durch mögliche Risiken für ihre Gesundheit, etwa durch Schwermetallbelastung der Medizinpräparate, von der Verwendung abgeschreckt (Ihrig 2004, S. 3779 - 3780). Viele Interessenten werden erst zu Anwendern, wenn sie sich von der Sicherheit der Medizinpräparate, beispielsweise aufgrund unabhängiger Qualitätsprüfungen, überzeugt haben. Fehlen diese, kann es zum Marktversagen kommen. Die Anwender können in einem solchen Fall nicht zwischen geprüften und ungeprüften Präparaten unterscheiden. Dürfen geprüfte und ungeprüfte angeboten werden, bilden die Anwender einen Erwartungswert, mit welcher Wahrscheinlichkeit sie Medizinpräparate guter oder schlechter Qualität kaufen werden. Der Preis, den sie dann zu zahlen bereit sind, kann unter dem liegen, zu dem Anbieter von geprüften Medizinpräparaten bereit sind, ihre Ware zu verkaufen. Das führt dazu, dass zu dem Preis, den die Anwender zu zahlen bereit sind, gar keine geprüften Medizinpräparate mehr verkauft werden (Akerlof 1970, S. 488 - 500).

Andererseits können gesetzlich vorgeschriebene hohe Qualitätsanforderungen unter der Voraussetzung, dass die Nachfrage nach pflanzlichen chinesischen Medizinpräparaten mit steigendem Preis des Gutes abnimmt, Umsatzeinbußen zur Folge haben. In Deutschland gibt es eine Reihe von Anbietern, die ihre

Grundstoffe auf Qualität prüfen lassen (Tabelle 2 „Gründungsjahre der befragten Großhandelsunternehmen"). Die Großhändler in Deutschland, die Apotheken beliefern, müssen aufgrund der gesetzlichen Rahmenbedingungen eine Qualitätsprüfung der Grundstoffe durchführen. Publikationen über nicht eingehaltene Grenzwerte bei in Deutschland verkauften Rohstoffen verunsichern die Anwender (Ihrig 2004, S. 3779 - 3780).

Die Gesellschaft für die Dokumentation von Erfahrungsmaterial der chinesischen Arzneitherapie (DECA),[133] dokumentiert Qualitätsverstöße. Diese Arbeit trägt dazu bei, die Qualität der angebotenen Rohstoffe besser zu dokumentieren mit dem Ziel, die zukünftige Versorgung mit Rohstoffen weiter zu verbessern.

Neben der Qualität der verwendeten Stoffe spielen Nebenwirkungen und unerwünschte Arzneimittelwirkungen von qualitativ einwandfreien Arzneimitteln eine Rolle. „Hier liegt die Verantwortung beim Praktizierenden. Das Centrum für Therapiesicherheit in der Traditionellen Chinesischen Arzneitherapie (CTCA) erstellt Allgemeine Sicherheitsempfehlungen zur Anwendung traditioneller chinesischer Arzneien".[134] Beim CTCA kann man aufgetretene Nebenwirkungen von chinesischen Arzneimitteln melden. „So kann das Wissen um die Risiken erweitert werden und zukünftigen Patienten zugute kommen."[135]

---

[133] „Die DECA ist eine Gruppe deutschsprachiger Ärzte, die sich 1988 zusammengetan hat, um Erfahrungsaustausch, wissenschaftliche Arbeit, Fortbildung und Unterricht zu koordinieren.(...). Die Aktivitäten der DECA beziehen sich seitdem auf die Gebiete Qualitätssicherung der Arzneimittel, Auswertung von Behandlungsergebnissen und Wirksamkeitsforschung." Gesellschaft für die Dokumentation von Erfahrungsmaterial der chinesischen Arzneitherapie Website: URL: http://www.tcm-praxisnetz.de/, am 18. Januar 2008.
[134] AGTCM Hompage: CTCA: Centrum für Therapiesicherheit in der Chinesischen Arzneitherapie, URL http://www.agtcm.de/agtcm/netzwerk/centrum-fuer-therapiesicherheit-ctca.htm, am 19. September 2011.
[135] Centrum für Therapiesicherheit in der Chinesischen Arzneitherapie Homepage: Startseite, URL: http://www.ctca.de/, am 19. September 2011.

7 Der Markt für pflanzliche chinesische Medizinpräparate

Das Marktvolumen pflanzlicher chinesischer Medizinpräparate lässt sich direkt durch vorhandene oder zu erhebende Umsatzvolumina der Medizinpräparate ermitteln. Aus der Kombination verschiedener Parameter, wie durchschnittlichem Preis pro verkauften Kilogramm und der Menge der verkauften Grundstoffe pro Jahr, oder dem Umsatz pro Anwender und der Zahl der Anwender, lässt sich das Umsatzvolumen indirekt ermitteln.

Dafür wurden als Parameter gewählt: Die Zahl und der Umsatz der Marktteilnehmer, etwa von Großhändlern, Apotheken und Anwendern; der Preis pro Kilogramm, zu dem Groß- und Einzelhändler die Grundstoffe beziehen und weiterverkaufen; die Anzahl der verkauften Grundstoffe; die Entwicklung der Zahl der Marktteilnehmer und der verkauften Medizinpräparate; der prozentuale Anteil der pflanzlichen chinesischen Medizinpräparate an allen verkauften pflanzlichen Medizinpräparaten.

7.1 Das Marktvolumen in den USA

Das Marktvolumen in den USA wurde durch die Auswertung vorhandener Quellen ermittelt. Ausgehend von den gewonnenen Daten werden drei von-einander unabhängige Schätzungen des Marktvolumens vorgestellt und verglichen.

1. Die Hersteller von pflanzlichen chinesischen Fertigpräparaten haben in einer Befragung das Marktvolumen geschätzt.[136]
2. Ausgehend von der Zahl der in den USA verkauften pflanzlichen Medizinpräparate wurde das Marktvolumen für pflanzliche chinesische Medizin als prozentualer Anteil an allen verkauften pflanzlichen Medizinpräparaten ermittelt.

---

[136] Die pflanzlichen chinesischen Fertigpräparate werden in den USA als „Chinese Herbal Supplements" verkauft.

7.1.1 Das Marktvolumen für Fertigpräparate

In einer Befragung amerikanischer Hersteller wurde das Marktvolumen für pflanzliche chinesische Fertigpräparate im Jahr 2004 auf 50 Mio. US $[137] geschätzt (Lau 2005, S. 19). Ihren eigenen Umsatz gaben die befragten Fertigpräparatehersteller Golden Flower Chinese Herbs, MayWay Corperation, Quali-Herb und Sun Ten/Brion Herbs aufsummiert mit bis 29 Mio. $ für das Jahr 2004 an (Nutrition Business Journal 2005, S. 18 – 20).

Abbildung 16 Umsätze ausgewählter US-Hersteller von pflanzlichen chinesischen Präparaten in Mio. US $

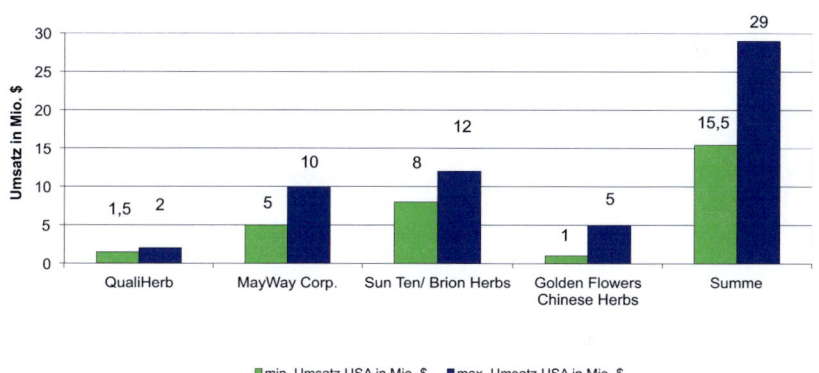

Quelle: Nutrition Business Journal 2005, S. 18 – 20, eigene Berechnungen

Die Schätzungen der Fertigpräparatehersteller für das jährliche Wachstum des Marktes pflanzlicher chinesischer Medizinpräparate liegt bei 10 bis 15% pro Jahr (Nutrition Business Journal 2005, S. 18 – 20).

---

[137] Diese Schätzung beinhaltet pflanzliche Grundstoffe, die in Nahrungsergänzungsmitteln mit westlicher Rezeptur und in Präparaten mit einer Rezeptur aus der chinesischen Medizin verwendet werden (Lau 2005, S. 19). Die Schätzung enthält nicht die Zahlen der in chinesischen Kräuterläden/Apotheken verkauften Grundstoffe.

Abbildung 17 Prozentuales Wachstum des Markts für pflanzliche chinesische Medizinpräparate in den USA seit 2000

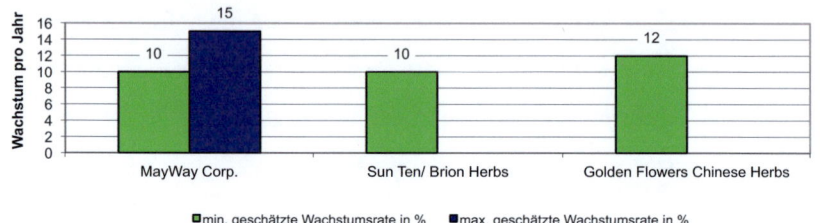

Quelle: Nutrition Business Journal 2005, S. 18 – 20

7.1.2 Schätzung des Gesamtmarkts

Pflanzliche chinesische Medizinpräparate bilden ein Teilsegment des Marktes für Nahrungsergänzungsmittel. Gemessen am Gesamtumsatz für Nahrungsergänzungsmittel, macht der Umsatz mit pflanzlicher chinesischer Produkte 1,5 Prozent aus (O.V. FDC 1999, S. 11).

Unter der Annahme, dass das Marktvolumen für pflanzliche Präparate mit Wurzeln in der chinesischen Medizintradition konstant 1,5 % des Marktvolumens betrug, ist der Umsatz pflanzlicher chinesischer Medizinpräparate von 11,25 Mio. US $ im Jahr 1991 auf 63 Mio. US $ in Jahr 2001 gestiegen (Brevoort 2001, S. 164; Marcus 2002, S. 2073 - 2076).

Abbildung 18 Marktvolumen für pflanzliche chinesische Medizinpräparate in Mio. US $ 1991 - 2001

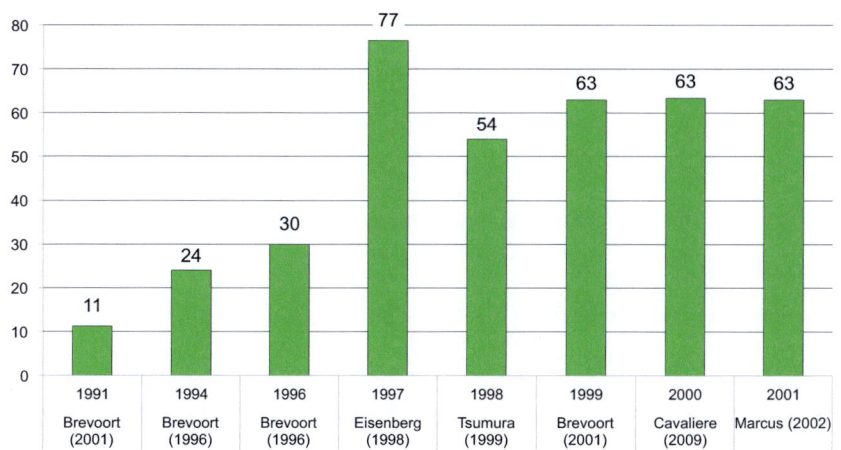

Abbildung 19 Marktvolumen für pflanzliche chinesische Medizinpräparate in Mio. US $ pro Jahr 2002 – 2010

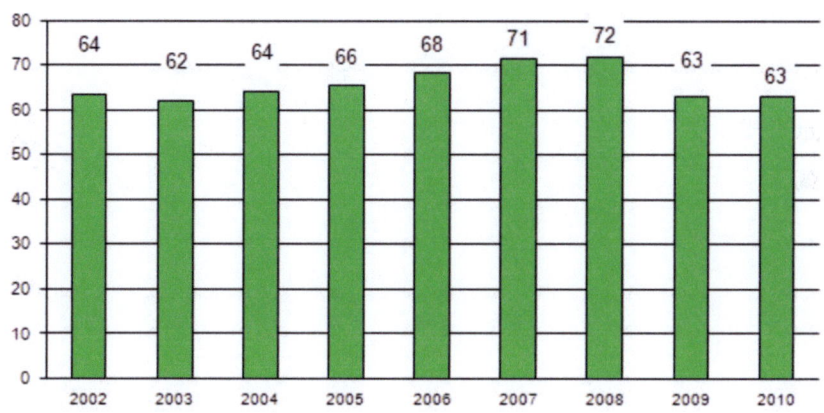

Quelle: Cavaliere (2009), S. 58

7.2 Das Marktvolumen in Deutschland

Um das Marktvolumen von pflanzlichen chinesischen Grundstoffen und Medizinpräparaten in Deutschland zu bestimmen, wurden auf Basis der ermittelten Daten, vier Schätzmethoden angewendet. Die Schätzungen beruhen auf:

1. den Ergebnissen der Expertenbefragung bezüglich Umsatz und Umsatzentwicklung,
2. der Zahl der Anwender und dem Umsatz pro Anwender (Plausibilitätsprüfung I),
3. dem Umsatz und der Zahl der Großhandelsbetriebe in Deutschland (Plausibilitätsprüfung II) und
4. der Zahl und den Umsätzen der Apotheken (Plausibilitätsprüfung III).

Das Marktvolumen dient als Indikator für die Verbreitung von pflanzlicher chinesischer Medizin.

Aus der Befragung der Experten ergibt sich ein realistisch geschätztes Marktvolumen für pflanzliche chinesische Medizinpräparate in Deutschland von bis zu 50 Mio. € zu Endverbraucherpreisen und von bis zu 32,5 Mio. € zu Großhandelspreisen.[138]

---

[138] Ausreißer wurden aus dem Ergebnis ausgeschlossen. Löschner schätzt das Gesamtmarktvolumen auf 3 Mio. € und Weinfurth auf 1 Mio. € (Löschner 2006, A. 8; Weinfurth 2006, A. 8).

Tabelle 9 Marktvolumen: Schätzung der Experten

Schätzung	Gesamtmarkt	Apotheken	grauer Markt[139]
Großhandelspreis	20[140] - 32,5 Mio. €[141]	10[142] - 17,5 Mio. €[143]	10[144] - 15 Mio. €[145]
Anwenderpreis	30 - 50 Mio. €[146]	20 - 35 Mio. €[147]	10 – 15 Mio. €[148]

Die befragten Großhändler haben einen guten Überblick über die Umsätze der Apotheken. Ihre Schätzungen der Vertriebswege des „grauen Marktes" scheinen teilweise spekulativ zu sein. Dies zeigte sich bei der Beantwortung der Frage,

---

[139] Vertrieb über Verordner und das Internet

[140] Das Marktvolumen zu Großhandelspreisen lag im Jahr 2006 in Deutschland bei etwa 20 Mio. €. 10 Mio. € werden über den offiziellen Vertriebsweg die Apotheken und 10 Mio. € über den grauen Markt vertrieben (Hilsdorf 2006, A. 8).

[141] Summe maximales Marktvolumen zu Großhandelspreisen Apotheken und Vertriebswege des „grauen Markts" (König 2006, A. 8, B. 9). Die höchste direkte Schätzung des Gesamtmarktvolumens liegt bei 25 Mio. € (Stolley 2006, A. 8).

[142] Hilsdorf 2006, A. 8; Joachimmeyer 2006, A. 8.

[143] Das Gesamtmarktvolumen für Grundstoffe in Deutschland beträgt etwa 25 Mio.€ zu Großhandelsabgabepreisen (Stolley 2006; A. 8). 70% des Umsatzes werden von Großhändlern, die Apotheken beliefern, erzielt (Stolley 2006, B. 9).

[144] Hilsdorf 2006, A. 8.

[145] Der Umsatz der Großhändler, die Apotheken beliefern, liegt bei 10 Mio. € zu Großhandelspreisen (Joachimmeyer 2006, A. 8). Etwa 40% aller in Deutschland verkauften chinesischen Präparate werden in Apotheken verkauft (Joachimmeyer 2006, B. 9). Das Gesamtmarktvolumen beträgt somit laut Joachimmeyer 25 Mio. € und der Umsatz über von Vertriebswege des "grauen Marktes" 15 Mio. €.

[146] Summe des Umsatzes der Apotheken und der Vertriebswege des „grauen Marktes".

[147] § 5 der Arzneimittelpreisverordnung vom 14. November 1980 (BGBl. I S. 2147), zuletzt geändert durch Artikel 32 und 33 des Gesetzes vom 26. März 2007 (BGBl. I S. 378). Die meisten Apotheken verdoppeln den Preis für die Grundstoffe nicht, wie es der klassischen Apothekenregel entsprechen würde. Der Endverbraucherpreis ist damit in einer Vielzahl von Fällen weniger als doppelt so hoch wie der Großhandelspreis (Segerath 2006, A. 11). Die hier angenommene Verdopplung des Großhandelspreises
überschätzt möglicherweise das Marktvolumen.

[148] Der Umsatz über die Vertriebswege des grauen Marktes wird zu Großhandels- und Anwenderpreisen als gleich hoch angenommen. Bei über das Internet verkauften Präparaten gibt es keinen weiteren Einzelhandel. Bei von Verordnern verkauften Präparaten kann nicht zwischen dem Preis der Groß- und Einzelhändler unterschieden werden.

wie sich der Umsatz zwischen Apotheken und grauen Markt verteilt: Hier kam es zu sehr großen Abweichungen bei den Antworten (Löschner 2006, B. 9; Weinfurth 2006; B. 9). Auch die relativ hohe Streubreite der Schätzungen des Umsatzes der Apotheken zu Großhandelsverkaufspreisen von 10 bis 17,5 Mio. € resultiert aus der relativ geringen Kenntnis der Umsätze des „grauen Marktes": Lässt man die Schätzung von 17,5 Mio. €,[149] die sich aus einer Schätzung des Gesamtmarktvolumens ableitet, außer Acht, liegen die anderen Schätzungen der Umsätze von Apotheken zu Großhandelsverkaufspreisen bei 10 Mio. € (Hilsdorf 2006, A. 8; Joachimmeyer 2006, A. 8; König 2006, A. 8). Etwa auf das Doppelte beläuft sich das Marktvolumen zu Anwenderpreisen, festgelegt durch die Arzneitaxe. Sie ist der maximale Aufschlag, den die Apotheke auf den Großhandelspreis erheben darf. Sie berechnet sich aus einer Bearbeitungsgebühr von 2,50 € pro Rezeptur und einem 90%igem Aufschlag auf den Apothekeneinkaufspreis[150] der Grundstoffe.[151]

Plausibilitätsprüfung der Expertenschätzungen
Die Aussagen der Experten zur Höhe des Marktvolumens wurden auf ihre Plausibilität hin untersucht. Um die Höhe des Gesamtmarktvolumens zu überprüfen, wurde aus dem Umsatz pro Anwender das Gesamtmarktvolumen berechnet.
Mit Hilfe des durchschnittlichen Umsatzes und der Zahl der Apotheken, die chinesische Präparate verkaufen, wird der Umsatz aller Apotheken überprüft. Aus den Verkaufszahlen der Großhändler lassen sich Rückschlüsse auf das Marktvolumen zu Großhandelsabgabepreisen ziehen.

---

[149] Das Gesamtmarktvolumen für Grundstoffe in Deutschland beträgt etwa 25 Mio. € zu Großhandelsabgabepreisen (Stolley 2006; A. 8). 70% des Umsatzes werden von Großhändlern, die Apotheken beliefern, erzielt (Stolley; B. 9).
[150] Entspricht dem Großhandelsabgabepreis.
[151] § 5 der Arzneimittelpreisverordnung vom 14. November 1980 (BGBl. I S. 2147), zuletzt geändert durch Artikel 32 und 33 des Gesetzes vom 26. März 2007 (BGBl. I S. 378), URL: http://bundesrecht.juris.de/ampreisv/BJNR021470980.html, am 1. Juli 2007.

Plausibilitätsprüfung I: Schätzung des deutschen Marktvolumens aufgrund der Zahl der Anwender und ihres individuellen Umsatzes

In Deutschland gab es im Jahr 2005 etwa 50.000 (Stolley 2006, B. 25) regelmäßige Anwender von pflanzlichen chinesischen Medizinpräparaten und etwa 800.000 bis 1 Mio. Gelegenheitsanwender (Hilsdorf 2006, B. 25; Stolley 2006, B. 25). Diese Zahl umfasst alle Personen in Deutschland, die angaben, einmal oder mehrfach pflanzliche chinesische Medizinpräparate verwendet zu haben. Bei einer Studie gaben 1,6 % der Befragten im Alter von 18 bis 65 an, im Jahr 2002 pflanzliche chinesische Medizin angewendet zu haben (Härtel 2004, S. 330).[152] In dieser Studie wurde nicht geklärt, was die Befragten unter pflanzlicher chinesischer Medizin verstehen. Hochgerechnet auf die deutsche Bevölkerung im Alter von 15 bis 65 Jahren verwenden 870.000 Menschen pro Jahr einmal oder mehrfach pflanzliche chinesische Medizin.[153]

Die Zahl der Anwender stieg in den 1980er und 1990er Jahren um bis zu 15% pro Jahr (Joachimmeyer 2006, B. 25). Ab dem Jahr 2000 ist das Wachstum zurückgegangen (Bachhuber 2006, B. 25).

Die Anwenderkosten für eine Behandlung mit pflanzlichen chinesischen Medizinpräparaten werden pro Woche auf 10 € bis 45 € geschätzt (König 2006, B. 21; Joachimmeyer 2006, B. 21). Teure Grundstoffe wie Ginseng können den Preis der Medizinpräparate stark in die Höhe treiben (Erdle 2006, B. 21). Der Unterschied beim Preis für geprüfte und ungeprüfte Grundstoffe spielt bei den Behandlungskosten eine Rolle: Im Schnitt gibt ein Anwender 18 € für ungeprüfte und 35 € pro Behandlungswoche für geprüfte Grundstoffe aus (Joachimmeyer 2006, B. 21).

---

[152] Gefragt wurde nach „Traditioneller Chinesischer Medizin". 8,7% der Befragten wendeten Akupunktur und 26,6% Heilpflanzentherapien an (Härtel 2004, S. 330).
[153] Laut dem Statistischen Bundesamt lebten im Jahr 2004 55,1 Mio. Menschen im Alter zwischen 15 und 65 in Deutschland (Statistisches Bundesamt 2008)

Tabelle 10 Durchschnittliche Ausgaben eines Anwenders in € pro Jahr[154]

Quelle	König	Bachhuber	Joachimmeyer	Weinfurth	Segerath	Erdle
€ pro Jahr	90 - 150 €	100 €	45 - 135 €	75 - 150 €	60 - 90 €	30 - 120 €

Quelle: Frage B. 21 Expertenbefragung 2006

Die durchschnittliche Therapiedauer pro Jahr liegt bei ca. 2,5 bis 6 Wochen (Segerath 2006, B. 24; Stolley 2006, B. 24). Das Spektrum der Anwendung von pflanzlicher chinesischer Medizin reicht von einmaliger bis hin zu dauerhafter kontinuierlicher Einnahme. Bei einer durchschnittlichen Behandlungsdauer von drei Wochen pro Jahr (König 2006, B. 21) und durchschnittlichen Kosten von 30 € pro Behandlungswoche, gibt ein Anwender von pflanzlichen chinesischen Medizinpräparaten im Schnitt 90 € pro Jahr aus. Diese Schätzung deckt sich mit den von Bachhuber angegebenen durchschnittlichen 100 € Ausgaben pro Jahr und Patient (Bachhuber 2006, B. 21).

Geht man davon aus, dass die 50.000 regelmäßigen Anwender (Stolley 2006, B. 25) pro Jahr im Schnitt 100 – 200 € in Apotheken für pflanzliche chinesische Medizinpräparate ausgeben (Bachhuber 2006, B. 21), dann liegt das Marktvolumen bei 5 bis 10 Mio. €. Hinzu kommt der Umsatz der Gelegenheitsanwender: Bei Kosten pro Behandlungswoche von 25 €, einer durchschnittlichen Behandlungsdauer von 3 Wochen und der Annahme, dass pro Jahr bis zu 400.000 Gelegenheitsanwender[155] pflanzliche chinesische Medizinpräparate kaufen, erhöht

---

[154] Nicht alle befragten Großhändler haben angegeben, wie viele Wochen die Anwender pro Jahr pflanzliche chinesische Medizinpräparate einnehmen (Frage B. 24 Fragebogen. Wurden die Schätzungen auf Wochenbasis gemacht, wurde hier eine durchschnittliche jährliche Therapiedauer von 3 Wochen zugrunde gelegt.

[155] Diese Zahl entspricht 50% aller Deutschen, die schon irgendwann einmal, d.h. mindestens einmal, pflanzliche chinesische Medizin verwendet haben 800.000 (Hilsdorf 2006, B. 25).

sich das Marktvolumen um weitere 40 Mio. € pro Jahr. Damit ergibt sich ein Gesamtmarktvolumen in Deutschland zu Anwenderpreisen von 45 bis 50 Mio. €. Diese Schätzung deckt sich mit der der Experten von 30 - 50 Mio. € zu Anwenderpreisen.

Tabelle 11 Plausibilitätsprüfung Gesamtmarkt

	Expertenschätzung	Plausibilitätsprüfung I
Marktvolumen zu Großhandelspreisen	20 - 32,5 Mio. €	-
Marktvolumen zu Einzelhandelspreisen	30 - 50 Mio. €	45 - 50 Mio. €

Plausibilitätsprüfung II: Umsatz deutscher Apotheken und Großhändler

In Deutschland haben im Jahr 2006 zwischen 200 und 400 Apotheken[156] individuell aus Grundstoffen hergestellte pflanzliche chinesische Medizinpräparate verkauft (Hilsdorf 2006, B. 9, B. 12; Stolley 2006, B.9, B. 12). Von den 200 bis 400 Apotheken verkaufen 60 bis 150 Apotheken pflanzliche chinesische Medizinpräparate mit großem wirtschaftlichem Erfolg (Löschner 2006, B.12; Erdle 2006, B.12). In Deutschland haben bis zu 1.500 verschiedene Apotheken[157] einmal pflanzliche chinesische Medizinpräparate verkauft (Bachhuber 2006, B. 12).

---

[156] Bei etwa 21.500 Apotheken in Deutschland entsprechen 200 - 400 Apotheken einem Anteil von etwa 0,9 – 1,8 Prozent (Apotheken.de Website: Öffentliche Apotheken in Deutschland, URL: http://www.apotheken.de/index.php?fkt=10, am 14. Februar 2008).

[157] Bei etwa 21.500 Apotheken in Deutschland entsprechen 1.500 Apotheken einem Anteil von etwa 7 Prozent (Apotheken.de Website: Öffentliche Apotheken in Deutschland, URL: http://www.apotheken.de/index.php?fkt=10, am 14. Februar 2008).

Abbildung 20 Vertrieb durch Apotheken in Deutschland

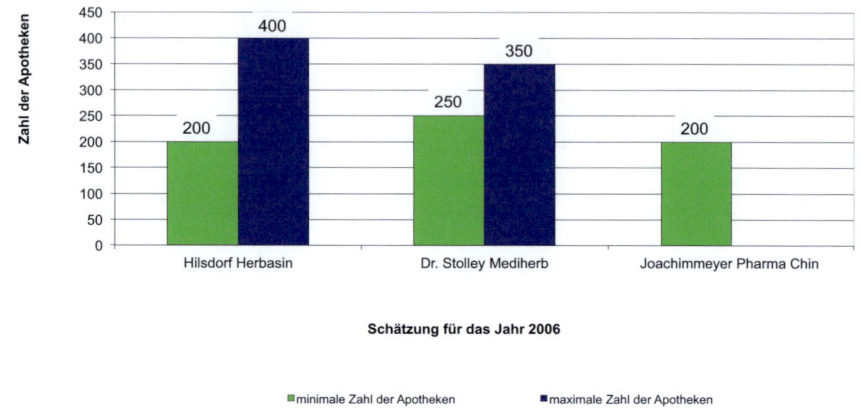

Quelle: Frage B. 9 Expertenbefragung

Umsatzstarke Apotheken erwirtschaften mit pflanzlichen chinesischen Stoffen einen Umsatz von 350.000 bis 500.000 € pro Jahr (Erdle 2006, B. 10; Hilsdorf 2006, B.10; Segerath 2006, B.10). Seit 1996 hat sich die Zahl der umsatzstarken Apotheken von über 50 auf über 100 im Jahr 2006 verdoppelt (Erdle 2006, B. 12; Löschner 2006, B. 12).

Es besteht ein sehr großer Unterschied zwischen dem Umsatz der umsatzstärksten und dem der umsatzschwächsten aller Apotheken, die pflanzliche chinesische Medizinpräparate verkaufen. Die Apotheken mit den geringsten Umsätzen verkaufen pro Jahr jeweils chinesische Präparate im Wert von 500 € bis zu 5000 € (Hilsdorf 2006, B. 10).

Abbildung 21 Umsatz mit pflanzlichen chinesischen Präparaten in deutschen Apotheken

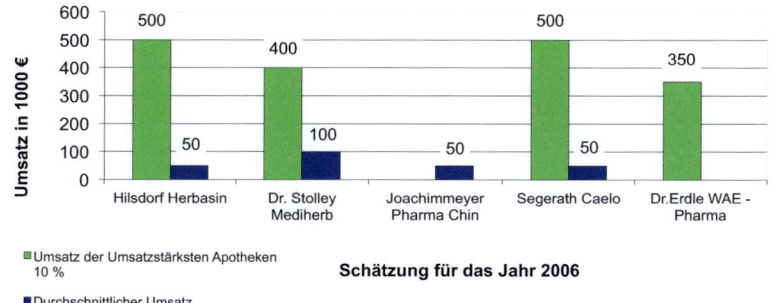

Quelle: Frage B. 10 Expertenbefragung

Damit sich der Verkauf wirtschaftlich lohnt, muss ein gewisser Mindestumsatz erzielt werden: Apotheken, die pflanzliche chinesische Medizinpräparate verkaufen, benötigen als Grundstock 250 gängige Grundstoffe, aus denen die Medizinpräparate hergestellt werden (Erdle 2006, B.12). Die Kosten für die Anschaffung der Grundausstattung belaufen sich auf mindestens 2.000 € (Löschner 2006, B. 12). Der durchschnittliche Umsatz der Apotheken, die regelmäßig pflanzliche chinesische Präparate verkaufen, wird auf 50.000 € bis 100.000 € pro Jahr geschätzt (Hilsdorf 2006, B. 10; Stolley 2006, B.10). Damit ergibt sich ein Umsatzvolumen der Apotheken zu Anwenderpreisen von 10 - 40 Mio. € pro Jahr. Diese Schätzung deckt sich mit der der Experten von 20 - 35 Mio. € zu Anwenderpreisen. Da die Streubreite dieser Schätzung höher ist als die der Experten, lässt sich das genaue Marktvolumen nicht weiter eingrenzen.

Tabelle 12 Plausibilitätsprüfung Umsatz der Apotheken

	Expertenschätzung	Plausibilitätsprüfung
Marktvolumen zu Großhandelspreisen	10 - 17,5 Mio. €	5 - 20 Mio. €
Marktvolumen zu Einzelhandelspreisen	20 - 35 Mio. €	10 - 40 Mio. €

Plausibilitätsprüfung III: Umsatze deutscher Großhändler

Addiert man die geschätzten Umsätze der sechs deutschen Großhändler, für die Zahlen vorliegen, so kommt man auf einen Gesamtumsatz von 1.660.000 – 2.840.000€.

Tabelle 13 Umsatz deutscher Großhändler mit Grundstoffen der chinesischen Medizin in Deutschland

Name der Firma	Geschätzter Umsatz in € zu Großhandelspreisen[158]
PharmaChin GmbH	k.A.
China-Medica	180.000 – 280.000 €
Herbasin Hilsdorf GmbH	240.000 – 480.000 €
Sinores GmbH	500.000 €[159]
Yong Quam GmbH	k.A.
Mediherb GmbH	350.000 - 700.000 €[160]
Phytocomm	240.000 – 480.000 €
Caesar & Loretz GmbH/ Caelo	150.000 – 400.000 €
Summe	1.660.000 – 2.840.000 €

Insgesamt konnten in Deutschland 12 Großhändler ermittelt werden. Doch selbst wenn man annimmt, dass die sechs Großhändler, von denen keine Zahlen vorliegen, ähnlich hohe Umsätze erzielen, so läge der Umsatz zu Großhandelsabgabepreisen immer noch bei unter 6 Mio. € pro Jahr. Wenn die deutschen Großhändler die einzigen Lieferanten deutscher Apotheken sind, werden die Schät-

---

[158] Abgeleitet aus der Frage D. 8 Expertenbefragungen: „Wie viele Kilogramm Drogen und Fertigpräparate verkaufen Sie pro Tag/Monat/Jahr?" und der Frage A. 11: „Was kostet ein Kilo pflanzlicher chinesischer Drogen in Deutschland?" (Antwort: 30 – 40 € pro Kilo) wird der Umsatz pro Unternehmen ermittelt.
[159] Frage D. 11: „Wie viel Umsatz macht Ihre Firma pro Jahr mit dem Verkauf pflanzlicher chinesischer Medizinpräparate an Einzelhändler und Endkunden in €?"
[160] Frage D. 11: „Wie viel Umsatz macht Ihre Firma pro Jahr mit dem Verkauf pflanzlicher chinesischer Medizinpräparate an Einzelhändler und Endkunden in €?"

zungen der befragten Geschäftsführer von mindestens 10 Mio. € pro Jahr zu Großhandelspreisen deutlich unterschritten[161].

Ausgehend von den vorhandenen Daten liegt meine persönliche Einschätzung des Umsatzes mit Apotheken zu Großhandelspreisen bei etwa 10 Mio. € und zu Anwenderpreisen bei 20 Mio. €.[162] Der Umsatz der Vertriebswege des „grauen Markts", wie das Internet oder der direkte Vertrieb über Verordner, liegt bei 10 Mio. € zu Endverbraucherpreisen. Das realistisch eingeschätzte Gesamtmarktvolumen liegt dann bei etwa 30 Mio. € zu Endverbraucherpreisen, wobei etwa 70 Prozent über Apotheken und etwa 30 Prozent über die Vertriebswege des grauen Marktes gehandelt werden.[163]

Wachstum

Die Entwicklung des Marktes für offiziell in Deutschland vertriebene pflanzliche chinesische Grundstoffe teilt sich in eine schnelle Wachstumsphase in den 1980er und 1990er Jahren und in eine Phase langsamen Wachstums seit dem Jahr 2000.

Der Umsatz mit pflanzlicher chinesischer Medizin ist in den 1980er und 1990er Jahren um 5 % bis 10 % pro Jahr gestiegen (Bachhuber 2006, A. 7; Weinfurth 2006, A. 7). Im Zeitraum 2000 bis 2006 ist der Umsatz mit chinesischen Grundstoffen um jährlich 1% bis 4% gestiegen (Bachhuber 2006, A. 7; König 2006, A. 7). Im Jahr 2003 kam es zu einem Rückgang des Umsatzes (Bachhuber 2006, A. 7; König 2006, A. 7). Die für das geringe Wachstum bzw. die temporäre Stagna-

---

[161] Begründung: siehe Diskussion Kapitel 9.3.4 „Marktvolumen"
[162] Die Großhändler haben Anreize, das Marktvolumen kleiner darzustellen als es in Wirklichkeit ist, um weitere Anbieter abzuschrecken.
[163] Ausgehend von den erhobenen Daten werden mindestens 10 Mio. € über den grauen Markt (Hilsdorf 2006, A. 8) und max. 17,5 Mio. € über Apotheken verkauft (Stolley 2006, B. 9). Damit liegt rechnerisch der minimale Anteil des grauen Marktes an allen verkauften Präparaten bei 36,4 %.

tion angeführten Gründe reichen von der allgemein schlechteren wirtschaftlichen Lage der Anwender, die sich auf den Konsum von selbst zu bezahlenden pflanzlichen chinesischen Medizinpräparaten auswirkt (Bachhuber 2006, A. 7),[164] über Qualitätsprobleme bei den Medizinpräparaten und daraus resultierender schlechter Presse bis hin zur Erhöhung der Preise für pflanzliche chinesische Medizinpräparate aufgrund strengerer behördlicher Prüfvorschriften (Weinfurth 2006, D. 9).[165] Die höheren Preise haben dazu geführt, dass immer mehr Grundstoffe über den grauen Markt bezogen werden. „Anwender mit weniger Geld kaufen die Grundstoffe auf dem nicht offiziellen Weg aus dem Ausland, vor allem aus den Niederlanden und Großbritannien" (Weinfurth 2006, A. 7).

Auch wird die geringe Zahl neuer Verordner, die vom hohen Ausbildungsaufwand der chinesischen Medizin abgeschreckt werden, als Grund für niedrigere Wachstumsraten angeführt (Weinfurth 2006, A. 7).

---

[164] Pflanzliche chinesische Medizinpräparate werden nicht von der Gesetzlichen Krankenversicherung und nur in Ausnahmen von der Privaten Krankenversicherung bezahlt.
[165] Hier wird unterstellt, dass chinesische Medizinpräparate preiselastisch reagieren: bei einer einprozentigen Preiserhöhung geht die Nachfrage nach chinesischen Medizinpräparaten um mehr als ein Prozent zurück.

8 Chinesische Medizin in wissenschaftlichen Publikationen

Um zu bestimmen, wie sich die wissenschaftliche Bedeutung von pflanzlicher chinesischer Medizin entwickelt hat, wurde ermittelt, wie sich die Zahl der wissenschaftlichen Abhandlungen, die sich mit pflanzlicher chinesischer Medizin beschäftigen, im Zeitverlauf verändert hat. Zu diesem Zweck wurde eine quantitative Analyse aller in der PubMed-Datenbank[166] gespeicherten medizinischen Publikationen durchgeführt.

Die Zahl der Treffer in der PubMed-Datenbank zu den Begriffen „Traditional Chinese Medicine"[167] und „Chinese Herbal Medicine", „Oriental Traditional Medicine", „Kampo", "Herbal" und "Herbal Medicine" sind im Zeitraum von 1970 bis 2005 stark gestiegen. Im Zeitverlauf haben sich mehr wissenschaftliche Arbeiten, die in westlichen Sprachen verfasst wurden, mit pflanzlicher chinesischer Medizin und verwandten Themen beschäftigt. Auch im Verhältnis zu allen im PubMed veröffentlichten Arbeiten hat sich die Zahl der Veröffentlichungen stark erhöht.

---

[166] PubMed Website, URL: www.ncbi.nlm.nih.gov/entrez/query.fcgi, am 8. August 2007.

[167] Die genaue Suche in der PubMed Datenbank lautete beispielsweise für Traditional Chinese Medicine im Jahr 2005: (("chinese traditional medicine"[Text Word] OR "medicine, chinese traditional"[MeSH Terms] OR traditional chinese medicine[Text Word]) AND 2005[Publication Date]) AND (English[lang] OR French[lang] OR German[lang] OR Italian[lang] OR Russian[lang] OR Spanish[lang]) AND "humans"[MeSH Terms], für "chinese herbal medicine" im Jahr 2005; sowie (("asian continental ancestry group"[MeSH Terms] OR chinese[Text Word]) AND ("medicine, herbal"[MeSH Terms] OR herbal medicine[Text Word])) AND 2005[Publication Date] AND (English[lang] OR French[lang] OR German[lang] OR Italian[lang] OR Russian[lang] OR Spanish[lang]) AND "humans"[MeSH Terms] für Abfrage "chinese herbal medicine". Die Jahreszahl wurde in den Abfragen an das jeweilige Jahr angepasst. Traditional Chinese Medicine wurde durch die weiteren zu Suchbegriffe ersetzt: „Chinese Herbal Medicine", „Oriental Traditional Medicine", „Kampo", "Herbal" und "Herbal Medicine".

Abbildung 22 Entwicklung der Zahl der Treffer in PubMed von 1970 – 2005

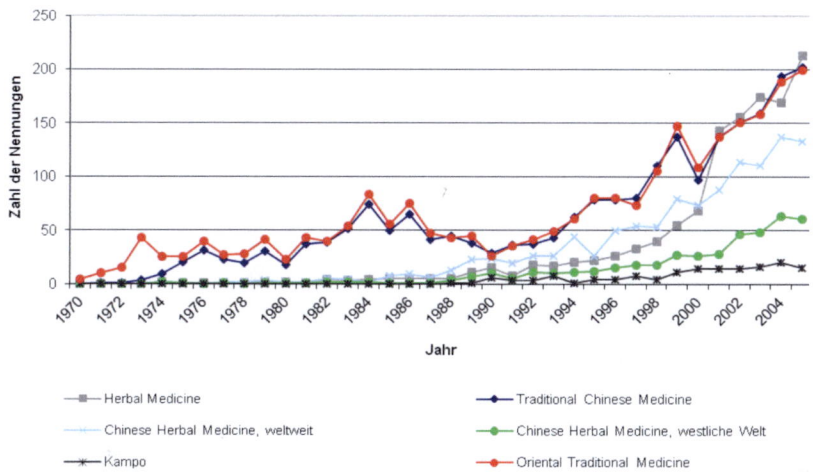

Quelle: PubMed Abfrage am 4. April 2007

Die Zahl der Treffer in der PubMed-Datenbank zu dem Begriff „Chinese Herbal Medicine" lag bis zum Jahr 1987 bei weniger als drei Treffern pro Jahr. Seit 1988 steigt die Zahl der Treffer. Bei der Analyse der Suchabfrage „Traditional Chinese Medicine" lassen sich drei Zeitspannen ausmachen, in denen es im Vergleich zu den übrigen Perioden besonders viele Treffer gab. In den Jahren 1975 – 1977, 1983 – 1986 und seit dem Jahr 1998 lässt sich eine vermehrte Zahl an Treffern im Vergleich zu den anderen Perioden beobachten. In den Jahren 1989 – 1993 wurden jedoch deutlich weniger Treffer in PubMed registriert.

Bei der Suchabfrage „Chinese Herbal Medicine" in „westlichen" Sprachen wurden in den Jahren 1989 und 1990 mehr Treffer erzielt.

Abbildung 23 Zahl der Nennungen „Chinese Herbal Medicine" und „Traditional Chinese Medicine" in PubMed in den Jahren 1970 - 2005

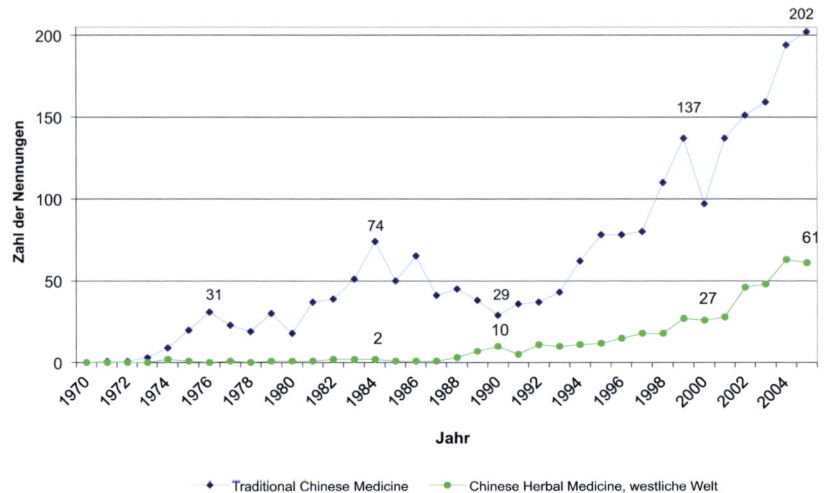

Quelle: PubMed Abfrage am 4. April 2006

Der Vergleich der Suchergebnisse mit allen in PubMed in den Sprachen Englisch, Französisch, Deutsch, Italienisch, Spanisch oder Russisch veröffentlichten Artikeln[168] gewährleistet, dass die Zahl der Veröffentlichungen über pflanzliche chinesische Medizin auch im Verhältnis zu allen Veröffentlichungen zugenommen hat. Bis zum Ende der 1980er Jahre lag der Anteil der Veröffentlichungen, die als Ergebnis der Suche nach „Chinese Herbal Medicine" angezeigt wurden, im Vergleich zu allen in PubMed veröffentlichten Publikationen bei unter 0,002%. Der Anteil ist seither gestiegen und liegt seit dem Jahr 2005 bei mehr

---

[168] Die Zahl aller im PubMed auffindbaren Veröffentlichungen hat sich von 101.049 im Jahr 1970 auf 368.527 im Jahr 2005 erhöht. Die genaue Suche in der PubMed Datenbank lautete: 2006[Publication Date] AND (English[lang] OR French[lang] OR German[lang] OR Italian[lang] OR Russian[lang] OR Spanish[lang]) AND "humans"[MeSH Terms].

als 0,016%.[169] Das heißt: Zwischen 1970 und 2005 ist die Zahl der Veröffentlichungen über pflanzliche chinesische Medizin im Verhältnis zu allen Veröffentlichungen stetig gewachsen. Die Bedeutung von pflanzlicher chinesischer Medizin in der wissenschaftlichen Welt hat somit zugenommen.

Abbildung 24 Prozentualer Anteil der Suchergebnisse „Chinese Herbal Medicine", gemessen im Vergleich zu allen Artikeln in PubMed

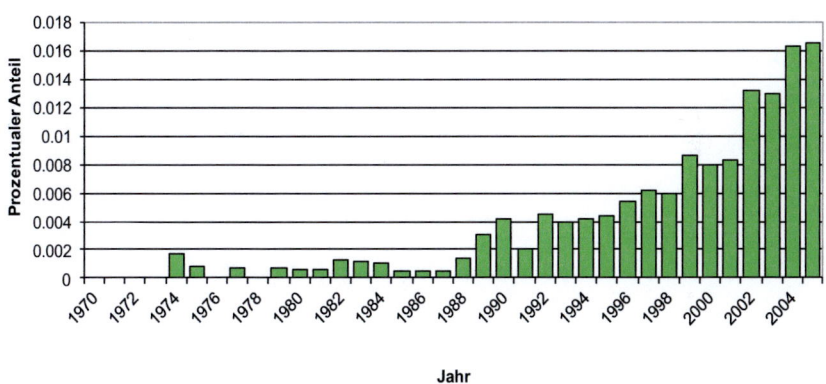

Quelle: PubMed Website, Abfrage am 4. April 2007

---

[169] Weiterführende statistische Auswertungen sind durchgeführt worden, brachten aber keinen zusätzlichen Erkenntnisgewinn.

9 Diskussion

Mit den in der Arbeit vorgelegten Ergebnissen lassen sich Handlungsempfehlungen für einige Marktteilnehmer ableiten. Die in der Einleitung genannten vier Themen:

1. Wirtschaftliche Bedeutung von pflanzlicher chinesischer Medizin,
2. Gesundheitspolitische Relevanz: Gestaltung der politischen und rechtlichen Rahmenbedingungen, um einen sicheren Umgang pflanzlichen Präparaten zu gewährleisten,
3. Opportunitäten für Unternehmen,
4. wirtschaftliche Bedeutung von pflanzlicher chinesischer Medizin für Ärzte und andere Verordner wurden hier wieder aufgegriffen. Die Gliederungspunkte Arbeit: Wertschöpfungskette, Marktvolumen und Zahl der wissenschaftlichen Publikationen wurden kritisch beleuchtet.

9.1 Weiterführende Fragestellungen der Arbeit

9.1.1 Wirtschaftliche Bedeutung

Die Bedeutung von pflanzlicher chinesischer Medizin ist, gemessen am Umsatz aller Arzneimittel, gering.
„Für Arzneimittel wurden im Jahr 2008 von allen Ausgabenträgern gut 43,2 Milliarden Euro ausgegeben" (Statistisches Bundesamt 2010). Die 30 bis 50 Millionen Euro, die pro Jahr für pflanzliche chinesische Medizin ausgegeben werden, machen zwischen 0,07 und 0,12 Prozent aller Ausgaben für Arzneimittel aus. Von 100 Euro, die für Arzneimittel ausgegeben werden, entfallen 7 bis 12 Cent auf pflanzliche chinesische Arzneimittel. Mit dem pflanzlichen Medizinpräparat *Sinupret* machte die Firma Bionorica im Jahr 2009 mit 52 Millionen Euro einen höheren Umsatz in Deutschland als alle pflanzlichen chinesischen Präparate zusammen (Handelsblatt 2010).

Was bei der Betrachtung der absoluten Zahlen nicht berücksichtigt wird, ist der Umsatz, der durch die Verwendung von chinesischer Medizin substituiert wird. Ein Anwender, der chinesische Medizin verwendet, verwendet weniger oder gar keine anderen, unter Umständen deutlich teureren, Arzneimittel. Der verlorene Umsatz für andere Hersteller kann deutlich höher ausfallen. Trotz dieses Effekts sind die wirtschaftlichen Implikationen für andere Arzneimittelhersteller vernachlässigbar.

9.1.2 Gesundheitspolitische Relevanz

Die Gesetzgeber der untersuchten Länder stehen alle vor der Fragestellung: Unter welchen Auflagen können chinesische Arzneimittel zugelassen werden, um einerseits die Gesundheit der Anwender optimal zu schützen und andererseits die Forderungen verschiedener Interessengruppen zu befriedigen? Spricht der Gesetzgeber zu viele Verbote aus, kommt es zu Ausweichreaktionen und die Anwender und Verordner beschaffen sich die Präparate über den grauen Markt. Werden erleichterte Zulassungsverfahren[170] zu großzügig angeboten, ist mit politischem Druck von Interessensverbänden, etwa der Pharmazeutischen Industrie, zu rechnen. Nachdem das wirtschaftliche Potential für pflanzliche chinesische Arzneimittel mit einem Umsatz von weit unter einem Prozent aller Ausgaben für Arzneimittel begrenzt ist, sollten die Gesetzgeber einen Ansatz wählen, der die maximale Sicherheit der Anwender gewährleistet. So sollte Artikel 16c 1 (c) Richtlinie 2004/24/EG auch für pflanzliche chinesische Arzneimittel gelten. Die vorhandenen Monographien für die in europäischen Arzneimitteln verwendeten Pflanzen sollten um Monographien für die in chinesischen Arzneimitteln verwendeten Pflanzen ergänzt werden. Denn trotz aller Bemühungen werden chinesische Präparate zweifelhafter Provenienz als nicht zugelassene Arzneimittel verkauft. Dass diese Mittel nicht als Arzneimittel zugelassen werden, ist rich-

---

[170] siehe Kapitel 2: erleichterte Zulassungsverfahren für Arzneimittel

tig und wichtig. Anwender, die solche Präparate kaufen, gehen erhebliche Gesundheitsrisiken ein (Ihrig 2004, S 3779 – 3780).

Der Ausschluss chinesischer Präparate aus dem erleichterten Zulassungsverfahren für Fertigpräparate in der EU fördert tendenziell den Handel über den grauen Markt. Wären als unbedenklich einzustufende Präparate als Fertigarzneimittel verfügbar, würden weniger Menschen zu nicht zugelassenen Arzneimitteln greifen.

9.1.3 Opportunitäten für Unternehmen

Die Analyse der Wertschöpfungskette und die Beschreibung der einzelnen Wertschöpfungsakte lässt generelle Handlungsempfehlungen für eine Unternehmensstrategie der Großhändler zu. Das Geschäft der Großhändler ist durch Größenvorteile (Economies of Scale) geprägt. Je mehr pflanzliche Stoffe ein Unternehmen verkaufen kann, desto geringer sind die Kosten für die Prüfung der Stoffe. Auch lassen sich bessere Konditionen mit den Zulieferern vereinbaren, wenn man größere Mengen der pflanzlichen Stoffe abnimmt. Der Markt der Großhändler in Deutschland ist noch sehr segmentiert. Viele Anbieter mit geringem Marktanteil konkurrieren um die Apotheken als Kunden. Es ist eine Konsolidierungswelle zu erwarten. Großhändler sollten aktiv nach Möglichkeiten Ausschau halten, mit anderen Großhändlern zu kooperieren oder diese zu übernehmen (horizontale Integration) - mit dem Ziel, Marktanteile hinzuzugewinnen um Größenvorteile ausschöpfen zu können.

Neben der Größe des Unternehmens spielt die Etablierung eines Markennamens eine wichtige Rolle. Wenn die Verordner und Anwender von einer Marke überzeugt sind, können Preisaufschläge für die Arzneimittel gerechtfertigt werden. Großhändler könnten beispielsweise Apotheken spezielle Verpackungen zur Verfügung stellen, die nur verwendet werden dürfen, wenn das Arzneimittel aus den pflanzlichen Stoffen des Großhändlers hergestellt worden ist. Auch kann mithilfe von Markennamen glaubhaft vermittelt werden, dass es sich um ein

Qualitätsprodukt handelt. Erfüllt der Großhändler die Qualitätsanforderungen nicht, wirkt sich das negativ auf seine Reputation und seinen Markennamen aus und er wird einen beachtlichen finanziellen Schaden erleiden.

Die direkte Kommunikation mit Ärzten, Apothekern und Anwendern spielt eine große Rolle für den erfolgreichen Vertrieb von Arzneimitteln. Herbasin hat es mit dem von Ihm gegründeten Verband sehr gut geschafft, die Apotheken an sich zu binden. Solche Initiativen lassen sich auf Ärzte und Anwender ausweiten.

Die Beschaffung der pflanzlichen Stoffe ist ein weiterer Erfolgsfaktor. Neben der losen Kooperation mit vielen Händlern und Herstellern in Asien, können die Großhändler intensiver mit ihren Zulieferern kooperieren, indem man sich beispielsweise exklusiv von einem etablierten Hersteller beliefern lässt, so wie es Caesar und Loretz mit Tsumura erfolgreich praktiziert.

Die Großhändler können sogar noch einen Schritt weiter gehen und sich an ihren Zulieferern beteiligen um auf diese Weise Kontrolle über sie auszuüben (vertikale Integration/Upstream Integration). Herbasin betreibt in China ein Joint Venture mit dem Hersteller der Zubereitungen und dem Händler der Pflanzen. So lassen sich die Herkunft und die Verarbeitung der Pflanzen lückenlos überwachen.

Es bietet sich für die Großhändler nicht an, selbst pflanzliche chinesische Arzneimittel anzubieten (vertikale Integration/Downstream Integration). Viele Großhändler haben sich aus Apotheken entwickelt und machen bis heute ihren Kunden, den Apothekern, mit eigenen Apotheken Konkurrenz. Für erfolgreiches Wachstum benötigen die Großhändler die Apotheken als Vertriebsweg. Deshalb sollten die Großhändler die von ihnen betriebenen Apotheken aufgeben.

Neben der evidenzbasierten Medizin bieten sich andere alternative und traditionelle Heilmethoden als Substitute für pflanzliche chinesische Medizin an. Der unternehmerische Erfolg einzelner Firmen kann durch Substitute nachhaltig beeinflusst werden. Haben die Verordner, Apotheker oder Anwender ein schlechtes Bild von chinesischer Medizin, etwa aufgrund von Qualitätsproblemen der pflanzlichen Stoffe, können sie sich anderen Therapien zuwenden. Ein positives Image und die Kenntlichmachung von schwarzen Schafen liegt somit im Interesse aller redlichen Großhändler. Eine stärkere Kooperation, beispielsweise in einem Verband, kann hier helfen. Der ein oder andere Geschäftsführer sollte für das Wohl der gesamten Branche persönliche Erwägungen hinten anstellen und stärker mit seinen Konkurrenten in diesen allgemeinen Fragen kooperieren.

9.1.4 Wirtschaftliche Bedeutung für Ärzte

Wie in Kapitel 6.1.2 „Verordner in Deutschland" ausgeführt, üben in Deutschland mehrere hundert Ärzte pflanzliche chinesische Medizin aus. Ob sich die Ausübung pflanzlicher chinesischer Heilkunst für eine steigende Zahl von Ärzten wirtschaftlich lohnt, hängt von externen Faktoren wie der gesetzlichen Regulierung und dem Geschäftsmodell des einzelnen Arztes ab.

Dürfen laut Gesetz nur Ärzte chinesische Arzneimittel verschreiben, müssen Ärzte nicht mehr mit nichtärztlichen Verordnern um die Patienten konkurrieren. Die Honorare der Ärzte werden steigen. In Deutschland wird pflanzliche chinesische Medizin nur in Ausnahmefällen von gesetzlichen Krankenversicherungen erstattet. Chinesische Medizin ist somit eine Zusatzeinnahmequelle für Kassenärzte und erhöht den Anteil an Leistungen, den sie privat abrechnen können. Bieten Ärzte chinesische Medizin als Zusatzleistung zu einer konventionellen Behandlung an, steigern sie das öffentliche Interesse für diese Art der Heilkunst. Man spricht in diesem Fall von angebotsinduzierter Nachfrage.[171] Die Zahl der Patienten steigt und die Konkurrenz zwischen den Ärzten nimmt ab. Chinesische Medizin als zusätzliche Leistung anzubieten, kann für einen Arzt durchaus wirtschaftlich reizvoll sein.

---

[171] Vgl. Kapitel 9.3.3 Verordner

9.2 Diskussion der verwendeten Methoden

9.2.1 Durchführung der Experteninterviews

Die Geschäftsführer von Großhändlern in Deutschland haben einen guten Überblick über den Markt und über die von ihnen belieferten Kunden. Es ließ sich ein sehr genaues Bild des Vertriebs der Präparate über Apotheken in Deutschland erstellen, da alle Apotheken Kunden bei Großhändlern sind. Die Großhändler konnten ihre Konkurrenten, die Medizinpräparate über das Internet oder über Verordner vertreiben, zumindest näherungsweise einschätzen. Bei der Auswertung der Expertenangaben war Vorsicht geboten: Es bestand die Möglichkeit, dass sie die Umsatzzahlen aus geschäftlichen Erwägungen heraus über- oder untertreiben. Der Verkauf von Medizinpräparaten im Internet und direkt über Verordner erfolgt im Graubereich, was die Antwortbereitschaft der Befragten zum Internethandel und dem Verkauf an Verordner verringert haben könnte.

Die im Vorfeld der Befragung angestellten Recherchen über die auf dem Markt tätigen deutschen Großhändler erwiesen sich als umfassend: Bis auf die Firma Kyberg waren im Vorfeld alle Anbieter bekannt. Auch die Zahl der befragten Großhändler ist aussagekräftig. Von den neun ausgewählten, in Deutschland tätigen Großhändlern konnten die Geschäftsführer von acht Großhändlern befragt werden.

Trotz intensiver Vorbereitung im Vorfeld bei der Erstellung der Fragen blieben die Angaben der befragten Experten teilweise unklar. Der von mir während des Gesprächs ausgefüllte Fragebogen, der den befragten Experten mit der Bitte um Durchsicht und Ergänzung sowie gegebenenfalls Korrektur zugesandt wurde, ist nur von Bachhuber im beigelegten frankierten Rückumschlag zurückgesandt worden. In Anbetracht der Tatsache, dass die Durchsicht der Fragebögen mit hohem Aufwand an Zeit und Mühe verbunden ist, verwundert diese geringe Rücklaufquote nicht.

9.2.2 Wertschöpfungskette

Der Fokus meiner Analyse lag mehr auf der Interaktion zwischen Firmen und Individuen untereinander als auf der Analyse der Prozesse innerhalb eines Unternehmens. Da ein Unternehmen die gesamte Wertschöpfungskette von der Produktion der Grundstoffe bis hin zum Verkauf der Präparate an den Endkonsumenten abdecken kann, lässt sich die Theorie der Wertschöpfungskette auch auf diesen Forschungsgegenstand anwenden.

In der Literatur bestehen Unklarheiten über die Abgrenzung der Begriffe Wertschöpfungskette („value chain") (Porter 1985, S. 33 ff) und Lieferkette („supply chain") (Mentzer 2001, S. 4).[172] In der vorliegenden Arbeit wird die Auffassung vertreten, dass bei der Lieferkette in erster Linie der Austausch der Waren oder Dienstleistungen betrachtet wird, nicht der Geldwert der Lieferungen vor und nach jedem Bearbeitungsschritt. Die Analyse des monetären Wertzuwachses als Ergebnis der Arbeitsschritte ist integraler Gegenstand dieser Arbeit. Deshalb wurde die Wertschöpfungskette als Grundlage für die Analyse gewählt.

Die gewonnenen Erkenntnisse lassen sich sehr gut als die Grundlage für weitere Forschungen zum Verständnis des Marktes für pflanzliche chinesische Medizin nutzen. Hier sei beispielsweise die Wettbewerbsanalyse, die über mögliche Strategien der Marktteilnehmer Auskunft gibt, genannt (Porter 1985, S. 15 ff).[173]

9.3 Diskussion der Ergebnisse

Im Folgenden werden die Ergebnisse aus dem Hauptteil der Arbeit diskutiert. Aus den Ergebnissen werden Vorschläge für zukünftiges Verhalten der Marktteilnehmer abgeleitet.

---

[172] Vgl. Kapitel 2.1 Theorie der Wertschöpfungskette
[173] „5 Forces" (Porter 1985, S. 15 ff).

9.3.1 Verständnis der Marktteilnehmer

Um zu klären, was die Marktteilnehmer unter pflanzlichen chinesischen Medizinpräparaten verstehen, wurden die Großhändler befragt, welche Pflanzen und welche aus diesen Pflanzen gewonnenen Medizinpräparate sie der chinesischen Medizintradition zugehörig empfinden. Die Zuordnung der Pflanzen zur chinesischen Medizin kann von persönlichen Vorlieben abhängig sein - bzw. davon, welcher Schule der chinesischen Medizin der Verordner angehört.

Die Verbreitungsgebiete der verwendeten Pflanzen wurden in der Arbeit nicht herangezogen, da es kein Standardwerk gibt, in dem die weltweiten natürlichen Verbreitungsgebiete von in China verwendeten Heilpflanzen verzeichnet sind.[174] Das Verbreitungsgebiet einer Pflanze ist auch nicht immer aussagekräftig: Wenn eine Pflanze in der westlichen Medizintradition unabhängig von der chinesischen Medizintradition verwendet wird, heißt das nicht, dass sie aus dem Kanon der chinesischen Medizintradition gestrichen werden darf. Denn die Art der Zubereitung und der Anwendung kann sich unterscheiden.

9.3.2 Wertschöpfungskette

Anbau und Export pflanzlicher chinesischer Grundstoffe

China ist für Europa und die USA der primäre Lieferant pflanzlicher chinesischer Grundstoffe. Im Gegensatz zur Akupunktur und anderen Therapien, die der chinesischen Medizin zuzurechnen sind, haben pflanzliche Medizinpräparate für China den Vorteil, dass ein weltmarktfähiges Produkt hergestellt und exportiert werden kann. Ein größerer Teil der Wertschöpfung verbleibt damit in China. Ziel ist es nicht mehr nur, die Grundstoffe zu liefern, sondern auch Fertigpräparate zu exportieren: „So reiht sich Maßnahme an Maßnahme, um zum ei-

---

[174] Persönliches Gespräch mit Prof. Hildebert Wagner, LMU München, und Dr. Michael Burkart, Kustos (wissenschaftlicher Leiter) Botanischer Garten der Universität Potsdam.

nen die Tradition in China in die Moderne zu integrieren und zum anderen eine unverwechselbare chinesische Variante moderner Medizin zu schaffen, die sich weltweit vermarkten lässt und die aufgrund ihres erweiterten diagnostischen und therapeutischen Rahmens auch attraktiver als die „rein" westliche Medizin sein soll" (Unschuld 2003a, S. 97).

Pflanzen, die in China angebaut werden, machen 90% des Umsatzes aller verkauften Grundstoffe aus. Dass sich der Anteil der in China angebauten Grundstoffe in Zukunft verändern wird, ist nicht zu erwarten. Angesichts der sehr preisgünstigen chinesischen Konkurrenz ist der Anbau in Europa und den USA meist nicht rentabel. Die Pflanzen, an denen ein besonderer Mangel herrscht und deren Preise deshalb hoch sind, wachsen beispielsweise in den deutschen Versuchsgebieten nicht (Hilsdorf 2006, C. 2).

Handel der Pflanzen

Hier ist vor allem nach den Vor- und Nachteilen von vertikaler Integration zu fragen. Ist ein Unternehmen vom Anbau der Pflanze bis hin zum Verkauf der Stoffe an Apotheken für alle Arbeitsschritte verantwortlich, lässt sich eine größere Transparenz erzielen. Das Unternehmen kann die Herkunft und die Verarbeitung der Stoffe lückenlos dokumentieren. Dies ist besonders dann von Bedeutung, wenn es schwierig oder unmöglich ist zu kontrollieren, dass die Handelspartner die bezüglich der Qualitätskriterien geschlossenen Verträge auch wirklich einhalten. Die Qualität ist ein klassischer Fall von asymmetrischer Information. Der Verkäufer kann die Qualität des Produkts besser einschätzen als der Käufer. Für den Käufer ist es nur unter hohem Aufwand nachzuvollziehen, ob das gekaufte Produkt die vereinbarten Merkmale aufweist. Übernimmt ein Großhändler auch den Anbau der Pflanzen, hat er diese Effekte internalisiert und kann die Qualität der Pflanzen und Stoffe lückenlos überwachen.

Statt wie die Firma Herbasin selbst die Überwachung des Pflanzenanbaus zu übernehmen, können Firmen mit Anbietern kooperieren, die auf den lokalen Märkten eine langjährige Präsenz haben. Kooperation mit vor Ort ansässigen Unternehmen in China spart Investitionskosten. Beispiel für eine solche Kooperation ist die Zusammenarbeit zwischen dem japanischen Fertigpräparatehersteller Tsumura und dem deutschen Großhändler Caesar & Loretz GmbH. Caesar & Loretz GmbH bezieht die pflanzlichen Stoffe von Tsumura.

Herstellung der Zubereitungen von pflanzlichen Stoffen
In der EU sind die Hersteller von Arzneimitteln wie auch die Apotheker dazu verpflichtet: „die Grundsätze und Leitlinien guter Herstellungspraxis für Arzneimittel einzuhalten und als Ausgangsstoffe nur Wirkstoffe zu verwenden, die gemäß den ausführlichen Leitlinien guter Herstellungspraxis für Ausgangsstoffe hergestellt wurden." (Richtlinie 2001/83/EG Artikel 46 f). Leitlinien guter Herstellungspraxis (Good Manufacruring Practice) sind auch in den USA zu befolgen. Werden die Zubereitungen in China hergestellt, ist es notwendig, dass die verarbeitenden Betriebe entsprechend den Leitlinien guter Herstellungspraxis zertifiziert sind. Diese Zertifizierung verringert die Zahl der Hersteller, bei denen westliche Großhändler die pflanzlichen Stoffe beziehen können. Die gesetzlichen Rahmenbedingungen machen die vertikale Integration der Herstellung pflanzlicher Stoffe für Großhändler und Hersteller von Fertigpräparaten interessant, das sie so die Kosten für die Qualitätsprüfung reduzieren können.

Individuell hergestellte Arzneimittel
Die ökonomischen Größen Vorteile (Economies of Scale) des Großhandels im Vergleich zu einer Bestellung der pflanzlichen Stoffe durch Einzelhändler wurden in Kapitel 5.4.1 „Großhandel" beschrieben. Auf die zu erwartende Konsolidierung ist in Kapitel 9.1.3 „Opportunitäten für Unternehmen" eingegangen worden.

Die Firmen Caelo und Herbasin sind in einer guten Ausgangslage, die Konsolidierung des Marktes in Deutschland voranzutreiben. Die Firma Caelo bietet pflanzliche chinesische Stoffe an, um ihr Produktportfolio, bestehend aus pflanzlichen europäischen Stoffen und anderen Grundsubstanzen, für die Herstellung individueller Präparate abzurunden. Mit 210 Mitarbeitern hat sie die richtige Größe andere Großhändler zu absorbieren.

Auch die HerbaSinica Hilsdorf GmbH kann aufgrund ihrer Größe und ihres eingeführten Markennamens eine Rolle bei der Konsolidierung spielen.

Offiziell zugelassene Arzneimittel kann man in Deutschland nur in Apotheken erwerben. Werden die Präparate nicht über Apotheken vertrieben, benötigt man einen Verordner, der die individuellen Präparate herstellt. Der Prozess, individuelle Arzneimittel herzustellen, ist langwierig und aufwändig (Siehe Kapitel 5.4.2 „Herstellung von individuellen Arzneimitteln"). Es ist daher unwahrscheinlich, dass Anwender sich die pflanzlichen Stoffe für individuelle Präparate im Internet besorgen und Präparate dann selbst herstellen. Die über das Internet bezogenen Präparate sind eher nicht zugelassene Fertigpräparate.

Industriell hergestellte Fertigpräparate

Bei den in der westlichen Welt im großen Stil eingesetzten Fertigpräparaten (wie bei den aus einjährigem Beifuß hergestellten Malariamitteln Coartem und Riamet) ist davon auszugehen, dass sie nicht im Sinne der chinesischen Medizintradition angewendet werden. Die Verwendung der Grundstoffe unterscheidet sich sowohl in Bezug auf die Indikationen als auch hinsichtlich der aktiven Substanzen. In der chinesischen Medizintradition werden die Grundstoffe häufig durch einfaches Aufkochen präpariert, in der westlichen Medizin werden aufwendige Bearbeitungsprozesse durchgeführt, um den Wirkstoff für den menschlichen Körper aufnahmefähig zu machen. Beispielsweise müssen die Zellwände der Grundstoffe aufgebrochen werden. Nur durch diese Bearbeitungsprozesse kann der menschliche Körper die Wirksubstanzen aufnehmen. Aufkochen allein reicht hierzu nicht aus.

Ob die von einigen Herstellern produzierten Medizinpräparate, deren Aussehen Assoziationen mit chinesischer Medizin wecken sollen, im engeren Sinn zur pflanzlichen chinesischen Medizin gerechnet werden können, ist zumindest in Zweifel zu ziehen. Andererseits können Präparate, denen aus gesetzlichen Gründen keine medizinischen Eigenschaften zugeschrieben werden, durchaus als Arzneimittel verwendet werden.

Vertriebswege

In der Untersuchung wurde klar zwischen dem Vertrieb von Grundstoffen und individuell hergestellten Medizinpräparaten einerseits und industriell hergestellten Fertigpräparaten andererseits unterschieden. Weiterhin wurde zwischen legal verkauften und am Rande der Legalität über den „grauen Markt" verkauften Medizinpräparaten unterschieden. In der Praxis sind die Vertriebswege nicht genau zu trennen. Die Händler von Fertigpräparaten vertreiben in den USA häufig auch Grundstoffe.

Für Europa ist zu vermuten, dass die über den offiziellen und den grauen Markt verkauften Grundstoffe und Medizinpräparate aus denselben Quellen stammen. Es ist auch nicht auszuschließen, dass Händler von offiziellen Medizinpräparaten direkt oder indirekt Ware für den grauen Markt liefern. So könnten Chargen von Medizinpräparaten, die die Qualitätsprüfung nicht bestanden haben, an andere Händler weiterverkauft und so wieder in den Marktkreislauf eingespeist werden.

Die in der Arbeit dargestellte Argumentation, dass über das Internet bezogene Präparate automatisch zum „grauen Markt" gehören, lässt sich nicht aufrechterhalten. Versandapotheken, die über das Internet im Einklang mit den gesetzlichen Bestimmungen nur Apotheken beliefern, werden auch von den in Deutschland etablierten Großhändlern betrieben. Internetportale, die ihre Medizinpräparate an Verordner und Anwender vertreiben, sind allerdings dem „grauen Markt" zuzurechnen.

In den USA hergestellte Fertigpräparate werden in der überwiegenden Zahl der Fälle über Verordner oder über das Internet an Anwender in den USA verkauft. Der Grund dafür, dass der Direktvertrieb über die Verordner in den USA eine führende Rolle spielt, sind wirtschaftlichen Erwägungen: So erwirtschaften Verordner mit dem Verkauf von Präparaten einen Teil ihres Einkommens. Verordner haben damit einen Anreiz, möglichst viele Medizinpräparate mit hoher Gewinnspanne zu verkaufen. Diese Geschäftspraxis knüpft möglicherweise an die Rollenverteilung in China an, wo der Arzt Gehilfe des Apothekers ist.

Anwender

Chinesische Medizin wird von deutschen Anwendern als ganzheitlich, natürlich und individuell wahrgenommen (Bachhuber 2006, B. 20; Joachimmyer B. 20; König 2006, B. 20; Weinfurth 2006, B. 20) und zur Verbesserung des allgemeinen Gesundheitszustands und zur Behandlung akuter und chronischer Leiden eingesetzt (Segerath 2006, B. 23).

Einige der genannten persönlichen Gründe für die Verwendung von pflanzlicher chinesischer Medizin beruhen auf teilweise verbreiteten Fehleinschätzungen der Anwender. So nehmen einige an, pflanzliche chinesische Medizin sei eine nebenwirkungsfreie Therapie (Bachhuber 2006, B. 20; Löschner 2006, B. 20; König 2006, B. 20). Das ist aber keineswegs der Fall: So kann beispielsweise der im Eisenhut vorhandene Wirkstoff Aconitin zu Vergiftungen führen. In der internationalen Literatur wird zudem immer wieder von Hepatotoxizität[175] berichtet (Friedl 2000, S. 280).

---

[175] Lebertoxische Substanzen

Anwender verbinden mit der Einnahme von pflanzlichen chinesischen Medizinpräparaten die Hoffnung, dass Krankheiten geheilt werden können, die mit konventioneller Behandlung nicht geheilt werden konnten (Bachhuber 2006, B. 20; König 2006, B. 20; Löschner 2006, B. 20). Die Hoffnung kann unberechtigt sein, weil chronische Krankheiten wie Arteriosklerose etc. nicht durch Einnahme von Kräutern erfolgreich behandelt werden können. Diese Erkrankungen sind - nach Ansicht Weinfurths - nur vorbeugend durch Änderung der Lebensweise zu bessern: „Wenn manche dieser Hoffnungen enttäuscht werden müssen, so ist darauf zu verweisen, dass die chinesische Medizin vor allem lehren möchte, wie man Krankheiten verhindern kann. Die Kräutermedizin ist eine Hilfsmaßnahme, die mehr für akute als für chronische Krankheiten gedacht ist" (Weinfurth 2006, B. 20).

Da in Deutschland praktisch keine pflanzliche Therapie mehr von der gesetzlichen Krankenversicherung bezahlt wird, eröffnen sich neue Chancen: Anwender, die pflanzliche chinesische Medizin vor allem deshalb nicht verwendet haben, weil die Kosten für andere Therapien bezahlt wurden, entscheiden sich jetzt möglicherweise eher für deren Verwendung (Joachimmeyer 2006, B. 20).

9.3.3 Faktoren die die Wertschöpfungskette beeinflussen

Verordner

Steigende Verordnerzahlen und der hohe Verbreitungsgrad von Akupunktur lassen möglicherweise auf angebotsinduzierte Nachfrage schließen. Verordner, die ihre Patienten bisher mit anderen Therapien behandelt haben, könnten ihren Patienten pflanzliche chinesische Medizin aktiv, ohne medizinische Notwendigkeit, näherbringen. Die wirtschaftlichen Implikationen wurden in Kapitel 9.1.4 „Wirtschaftliche Bedeutung für Ärzte" ausgeführt.

Verordner kontrollieren nicht immer den Zugang zu chinesischer Medizin. Der Besuch von Verordnern und deren Funktion als Torwächter kann umgangen werden. So ist es in den USA für die Konsumenten möglich, im Internet einzelne Abpackungen pflanzlicher Grundstoffe, beispielsweise in Kapselform, zu kaufen. Die Packungen können von den Konsumenten selbst zu Medizinpräparaten aufgewertet werden.[176]

Verbände

Die Funktion von Verbänden wurde in Kapitel 6.2 „Verbände" beschrieben. Der Organisationsgrad der Großhändler kann Auswirkungen auf die Qualität der angebotenen Präparate haben: Ein geringer Organisationsgrad kann die Wettbewerbsintensität erhöhen. Jeder Händler versucht, seine Konkurrenten preislich zu unterbieten. Konsumenten müssen bei hohem Wettbewerb einen geringeren Preis für die Medizinpräparate bezahlen. Um seine Konkurrenten preislich unterbieten zu können, hat ein Händler die Möglichkeit, Qualitätsprüfungen bewusst zu vernachlässigen, um so Kosten zu sparen. Das Verhalten einzelner Händler kann die Entwicklung des gesamten Marktes negativ beeinflussen. Verunsicherte Anwender verringern ihren Konsum oder stellen ihn ganz ein. Ein Verband der Großhändler, der Mindestqualitätsanforderungen für die Medizinpräparate durchsetzt, würde dieses Problem beheben.

Verordnerverbände können positiven Einfluss auf die Ausbildungsqualität haben. Mit zunehmendem Organisationsgrad der Verordner kann sich die nachprüfbare Qualität der Ausbildung verbessern. Die Zugehörigkeit zu einem Verband, der Mindestanforderungen an seine Mitglieder stellt, kann die Reputation des Verordners gegenüber seinen Patienten steigern. Damit ist es notwendig,

---

[176] Eastearthtrade Website,
URL: http://eastearthtrade.com/index.asp?PageAction=VIEWCATS&Category=12 am 28. Mai 2010.

sicherzustellen, dass die Qualitätsanforderungen der Ausbildung der Verbandsmitglieder auch tatsächlich eingehalten werden. Zudem können Verordnernerbände Empfehlungen an Ihre Mitglieder aussprechen, bei welchen Apotheken die Patienten die Arzneimittel beziehen sollen.

Gesundheitspolitische Relevanz
Gesetzliche Rahmenbedingungen beeinflussen den Markt an mehreren Stellen: Sie regeln die Zulassung von Arzneimittel, reglementieren die Qualität der Produkte und regeln, wer die Arzneimittel verschreiben darf.

In Kapitel 2.2 „Definitionen" wurde aufgezeigt, in welchen rechtlich definierten Kategorien pflanzliche chinesische Präparate gehandelt werden. In Kapitel 6.3 „Gesundheitspolitische Relevanz " wurde die Zulassung der Präparate in den USA und Europa in der Praxis erläutert und auf die Zulassung von Verordnern eingegangen.

In Kapitel 9.1.2 wurde diskutiert, welche Auswirkungen die rechtlichen Rahmenbedingungen auf die Zulassung und die Qualität der Präparate hat. In „Wirtschaftliche Bedeutung von pflanzlicher chinesischer Medizin für Ärzte" wurde erörtert, welche Auswirkung die rechtlichen Rahmenbedingungen auf das wirtschaftliche Motiv von Ärzten haben, pflanzliche chinesische Medizin auszuüben.

Der Gesetzgeber bewegt sich bei all seinen Entscheidungen immer im Spannungsfeld zwischen Profitmaximierung der Anbieter und dem Interesse der Anwender, die Therapie zu einem möglichst niedrigen Preis zu erhalten. Wird durch gesetzgeberische Aktivitäten die Konkurrenz zwischen Ärzten und nichtärztlichen Verordnern ausgeschaltet, indem nur noch Ärzte die Arzneimittel verschreiben dürfen, führt das zu höheren Preisen für die Patienten.

Erstattung durch Krankenversicherungen

Pflanzliche chinesische Medizin ist in Ländern mit flächendeckender Krankenversicherung wie Deutschland, Großbritannien oder Frankreich, wo Arzneimittel von der gesetzlichen Krankenversicherung bezahlt werden, aus Sicht der Anwender eine relativ teure Therapie: Pflanzliche chinesische Medizinpräparate sind in diesen Ländern preiselastisch.[177] Bei einer einprozentigen Preiserhöhung geht die Nachfrage nach der Menge um mehr als ein Prozent zurück. Die Konsumenten reagieren auf eine Preiserhöhung mit einer starken Kaufzurückhaltung. In Ländern wie den USA, wo ein Teil der Bevölkerung überhaupt nicht versichert ist, kann pflanzliche chinesische Medizin im Vergleich zu anderen Therapien vom nicht versicherten Teil der Bevölkerung als günstige Therapie wahrgenommen werden (Wang 1996, S. 8).

Angesichts der absehbaren Überalterung der Bevölkerung in den westlichen Industrienationen stellt sich die Frage, wie die zunehmenden Alterserkrankungen finanzierbar behandelt werden können. Pflanzliche chinesische Medizin könnte eine Antwort auf den Kostendruck in westlichen Gesundheitssystemen und eine kostengünstige Alternative für die Behandlung von Krankheiten werden (Wang 1996, S. 7). Pflanzliche chinesische Medizinpräparate könnten bei Krankheiten oder Symptomen ohne Krankheitsbild, die sich mit evidenzbasierter Medizin bisher nicht erfolgreich behandeln lassen, eingesetzt werden.

---

[177] Preiselastizität: Zusammenhang zwischen Nachfrage und Preis (Nachfrageelastizität). Die Nachfrageelastizität gibt an, wie stark sich eine Preisänderung bei einem Gut auf die Nachfrage auswirkt. Man spricht von einer elastischen Nachfrage wenn eine 1-prozentige Preisänderung eine mehr als 1-prozentige Mengenänderung bewirkt. Bei unelastischer Nachfrage bewirkt eine 1-prozentige Preisänderung eine weniger als 1-prozentige Mengenänderung.

Qualität der Grundstoffe

Europäische Anwender sind, egal auf welchem Vertriebsweg sie die Medizinpräparate erwerben, gut beraten, sich über die Herkunft und die durchgeführte Qualitätsprüfung zu informieren.

Im Interesse der Anwender, aber auch einer zukünftigen optimalen Entwicklung des Marktes, erscheint die Einführung eines unabhängigen, für den Anwender transparent nachvollziehbaren Prüfsiegels für Grundstoffe erforderlich.

Zwar wird sich ein solches Qualitätssiegel aufgrund der zu erwartenden Preissteigerung negativ auf die Nachfrage auswirken.[178] Andererseits hat eine durchgeführte Qualitätsprüfung Signalwirkung auf den potenziellen Konsumenten: Viele Menschen werden ein Medizinpräparat wahrscheinlich erst anwenden, wenn sie von dessen Unbedenklichkeit überzeugt sind. Die Einführung eines Qualitätssiegels kann sich positiv auf die weitere Entwicklung des Marktes auswirken.

Um Anreize zu schaffen, geprüfte pflanzliche chinesische Medizinpräparate attraktiver zu machen, müssten die Anwender besser informiert werden, welche gesundheitlichen Risiken mit der Einnahme qualitativ minderwertiger pflanzlicher chinesischer Medizinpräparate verbunden sind. Mit der Aufklärung der Konsumenten könnte die Einführung eines hersteller- und händlerunabhängigen Gütesiegels zur Qualitätsverbesserung der angebotenen Grundstoffe beitragen – entweder durch freiwillige, von Verbänden organisierte Prüfungen, die mit einem anerkannten Prüfsiegel honoriert werden, oder durch Verschärfung der gesetzlichen Rahmenbedingungen, die eine genaue regelmäßige Kontrolle erforderlich macht. Der Aussteller des Qualitätssiegels sollte wissenschaftlich anerkannte Grenzwerte für Schadstoffbelastung und Ölgehalt einführen und diese Werte regelmäßig überprüfen. Die Prüfergebnisse sollten dann der Öffentlich-

---

[178] Dem liegt die Annahme zugrunde, dass es sich bei pflanzlichen chinesischen Medizinpräparaten um Güter handelt, deren Nachfrage bei steigenden Preisen sinkt (Preiselastizität).

keit zeitnah mitgeteilt werden, so dass Anwender auf Qualitätsmängel reagieren können. Unseriöse Anbieter würden mit dieser Strategie aus dem Markt gedrängt. Um die Sicherheit der Anwender weiter zu verbessern, könnten Apotheken, die nur geprüfte Grundstoffe verwenden, ein Zertifikat erhalten.

9.3.4 Marktvolumen

Die angewendeten Methoden für die USA, Europa und Deutschland sind nicht immer vergleichbar: Während für die USA Befragungen der Geschäftsführer von Fertigpräparateherstellern vorliegen und in Deutschland eine Befragung der Großhändler pflanzlicher chinesischer Grundstoffe durchgeführt wurde, sind diese Zahlen auf europäischer Ebene nicht vorhanden. Die Schätzung des Marktvolumens für pflanzliche chinesische Medizinpräparate aufgrund von Quellen, die sich meist auf den Markt für Phytotherapie beziehen, ist abhängig von den jeweils festgelegten Definitionen von Phytotherapie und pflanzlicher chinesischer Medizin. Der Markt für pflanzliche chinesische Medizin ist ein Teilsegment des Marktes für Medizinpräparate auf pflanzlicher Basis (Phytotherapie). Über die augenscheinliche Ähnlichkeit hinaus, dass auf beiden Marktsegmenten pflanzliche Medizinpräparate verkauft werden, gibt es wenig Gemeinsamkeiten. Chinesische Grundstoffe werden über andere Vertriebswege als westliche Grundstoffe verkauft.

Die von verschiedenen zitierten Autoren aufgestellten Annahmen, was unter chinesischer Medizin zu verstehen ist, können durchaus voneinander abweichen. Bei der Auswertung der Quellen ist Vorsicht geboten: Ein Fehler gerade asiatischer Autoren besteht darin, das Marktvolumen für pflanzliche Medizinpräparate mit dem von Präparaten mit Wurzeln in der chinesischen Medizin gleichzusetzen (Sukri 2002, S. 1 – 2).

Bei der Betrachtung des Marktes stellt sich die Frage, ob pflanzliche chinesische Medizin eine Modeerscheinung ist, die mit sich änderndem Zeitgeist durch Substitute abgelöst wird. Es stellt sich die Frage, ob pflanzliche Medizin aus Europa, Amerika, Indien, Indonesien und Afrika die Rolle von pflanzlicher chinesischer Medizin als Ergänzung zur wissenschaftlichen Medizin übernehmen kann? Die befragten Experten gehen nicht davon aus, dass es sich bei pflanzlicher chinesischer Medizin um einen kurzfristigen Trend handelt (Joachimmeyer 2006, B. 20). Diese Meinung wir durch die zunehmende Zahl von in PubMed gelisteten Veröffentlichungen zum Thema pflanzliche chinesische Medizin gestützt.

Neben den Ärzten und Patienten, die chinesische Medizin bevorzugen, wird es erwartungsgemäß andere geben, deren momentane Bedürfnisse mit chinesischer Medizin am besten erfüllt werden können, ohne dass es zu einer langfristigen Identifikation mit der chinesischen Medizin kommt. Vorbild für eine langfristige Identifikation der Anwender könnten Japan, Taiwan und Korea sein, wo mit Lobbyarbeit und wissenschaftlicher Forschung pflanzliche chinesische Medizin auf eine breite Basis gestellt wurde, trotz des Siegeszugs der westlichen Medizin in diesen Ländern. Die weitere Entwicklung des Marktes wird unter anderem von den Erwartungen, dem Vertrauen und den Wünschen der Anwender abhängen.

Die zukünftige Entwicklung von pflanzlicher chinesischer Medizin dürfte auch davon abhängen, welche Kosteneinsparungen für das Gesundheitswesen realisiert werden und inwiefern die steigenden Gesundheitsausgaben für wissenschaftliche Medizinpräparate kompensiert werden können (Hoffman 2001, S. 231). Dabei ergibt sich ein Dilemma: Durch erfolgreiche wissenschaftliche Forschung, etwa in Form klinischer Studien, erhöht sich das Akzeptanzniveau pflanzlicher chinesischer Medizin. Andererseits geht der finanzielle Vorteil verloren, da Forschung die Medizinpräparate teurer macht.

Wenn der Markt für pflanzliche chinesische Medizin weiter wächst und sich größere wirtschaftliche Einheiten in Produktion und Handel bilden, hat das positive Auswirkungen auf die Qualität der angebotenen Präparate. Die Kosten pro produzierter Einheit würden sinken (Economies of Scale). Je größer die verarbeitete Menge an Grundstoffen in einem Unternehmen, desto höher ist der Anreiz, immer gleichmäßig gute Qualität zu liefern. Die potenziellen Verluste durch den Umsatzeinbruch wären aufgrund der größeren Menge höher. Bei Erhöhung der verarbeiteten Menge an Grundstoffen in einem Unternehmen erhöht sich die Wahrscheinlichkeit, dass unterschiedliche Wirkstoffkonzentrationen in den geernteten Pflanzen durch Mischen der verschiedenen Lieferungen ausgeglichen werden können.

Marktvolumen in den USA

Um das Marktvolumen für pflanzliche chinesische Fertigpräparate in den USA zu bestimmen, wurde eine Schätzung auf Grundlage der Verkaufszahlen aller pflanzlichen Fertigpräparate in den USA vorgenommen.

Es wurde ermittelt, welcher prozentuale Anteil an allen in den USA verkauften Nahrungsergänzungsmitteln pflanzliche chinesische Präparate sind. Es wird davon ausgegangen, dass deren Anteil in den USA über die Jahre konstant bei 1,5 % lag (Brevoort 2001, S. 166). Das setzt voraus, dass die Wachstumsraten des Marktes für Nahrungsergänzungsmittel und pflanzliche chinesische Präparate im betrachteten Zeitraum gleich hoch gewesen sind. Interessant ist die Beobachtung, dass die Schätzung des Marktvolumens von Eisenberg (Eisenberg 1998, S.1572) deutlich über den anderen Schätzungen liegt. Ein Grund dafür könnte sein, dass Eisenberg seine Zahlen durch die Befragung von Konsumenten erhalten hat, während die anderen Schätzungen auf den tatsächlichen Verkaufszahlen basieren. Ein anderer Grund für die abweichenden Ergebnisse könnte sein, dass nicht alle Hersteller ausfindig gemacht worden sind und das Marktvolumen unterschätzt wurde.

Marktvolumen in Deutschland

Expertenschätzung des Marktvolumens

Die Großhändler pflanzlicher chinesischer Grundstoffe tun sich schwer, das Marktvolumen in Deutschland zu bestimmen und kommen zu sehr unterschiedlichen Einschätzungen (Weinfurth 2006, A. 8; Stolley 2006, A. 8). Dies kann an dem unterschiedlichen Verständnis liegen, das die verschiedenen Befragten von pflanzlicher chinesischer Medizin haben (Bachhuber 2006, A. 3; Löschner 2006, A. 3). Die Schätzungen der Großhändler müssen kritisch hinterfragt werden: Das Marktvolumen wird von einigen Großhändlern als Geschäftsgeheimnis angesehen. Eine Befürchtung der Befragten besteht darin, dass potenzielle neue Marktteilnehmer durch genauere Kenntnis des Umsatzes mit pflanzlichen chinesischen Medizinpräparaten in Deutschland dazu ermutigt werden könnten, Präparate anzubieten. Beispielsweise sondierte die Firma Kyberg die Chancen für den Markteintritt (Segerath 2006, B. 7). Die Tatsache, dass Marktzutritte neuer Konkurrenten befürchtet werden, lässt vermuten, dass die befragten Experten ihre Schätzungen eher untertrieben als übertrieben haben.

Zahl der Anwender und Umsatz pro Anwender

In der Arbeit wird davon ausgegangen, dass es in Deutschland etwa 50.000 regelmäßige Anwender (Stolley 2006, B. 25) von pflanzlichen chinesischen Medizinpräparaten und etwa 0,8 Mio. bis 1 Mio. Gelegenheitsanwender gibt (Hilsdorf 2006, B. 25; Stolley 2006, B. 25). Der Umsatz pro Anwender in Gewichtseinheiten hängt davon ab, in welcher Dosis der Anwender pflanzliche chinesische Medizinpräparate zu sich nimmt. Rezepte der Internationale Gesellschaft für Chinesische Medizin e. V. Societas Medicinae Sinensis (SMS) sind vergleichsweise hoch dosiert, Mitglieder der DECA verwenden nur etwa 10% der Dosierung (Erdle 2006, B. 21). Ein Anwender, der eine Rezeptur der SMS erhält, verbraucht 10-mal so viele Kräuter wie ein Anwender, der nach einer Rezeptur der DECA behandelt wird. Die Therapieform wirkt sich stark auf den mengenmäßigen Umsatz mit pflanzlichen chinesischen Medizinpräparaten aus. Es liegen keine Zahlen vor, wie verbreitet die beiden Therapierichtungen sind, so dass sich kein mittlerer Verbrauchswert errechnen lässt. Wie sich die Höhe der Dosierung auf den Preis der Therapie auswirkt, ist nicht bekannt.

Umsatz deutscher Apotheken und Großhändler
Zwischen dem Umsatz der Apotheken zu Großhandelspreisen und dem der deutschen Großhändler besteht eine Differenz von mindestens 4 Mio. €. Ausgehend davon, dass beide Schätzungen richtig sind, müssen deutsche Apotheken Grundstoffe aus dem Ausland beziehen. Beispielsweise beliefert die Schweizer Firma Lian Chinaherb AG deutsche Apotheken, die eine Einfuhrbewilligung für chinesische Arzneimittel besitzen (Heuer 2008, S. 1). Auch die in Belgien hergestellten, von der Firma Homeofar GmbH aus Felde vertriebenen pflanzlichen Stoffe sind bei den Umsätzen der Großhändler nicht erfasst.[179] Dieses Vorgehen der Erfassung des Marktvolumens ist üblich. So erfasst die Firma Ernst & Young AG in ihrer Marktstudie „Deutscher Biotechnologie-Report" nur die Unternehmen, die ihren Firmensitz in Deutschland haben. Tochterunternehmen von Firmen, die ihren Hauptsitz nicht in Deutschland haben, werden nicht erfasst (Ernst & Young AG 2008).

Entwicklung des Umsatzes in Deutschland
Die Entwicklung des Marktes für offiziell in Deutschland vertriebene pflanzliche chinesische Grundstoffe teilt sich laut den Ergebnissen der Expertenbefragung auf in eine schnelle Wachstumsphase in den 1980er und 1990er Jahren und

---

[179] Die Produkte werden in Belgien von der Firma Dynafyt/Similia hergstellt, Homeofar GmbH Website: URL: http://www.homeofar.de/hydrophiles_konzentrat_herstellung.html, am 25. Mai 2007.

in eine Phase langsamen Wachstums seit dem Jahr 2000 (Bachhuber 2006, A. 7). Weinfurth geht sogar von einem Umsatzrückgang seit dem Jahr 2000 aus (Weinfurth 2006, A. 7). Die von den befragten Experten genannten Gründe für das geringe Wachstum seit dem Jahr 2000 sind:

- die allgemein schlechtere wirtschaftliche Lage der Anwender, die sich auf den Konsum von selbst zu bezahlenden pflanzlichen chinesischen Medizinpräparaten auswirkt180 (Bachhuber 2006, A. 7),
- Qualitätsprobleme bei den Medizinpräparaten und daraus resultierende schlechte Presse,
- die Erhöhung der Preise für pflanzliche chinesische Medizinpräparate aufgrund strengerer behördlicher Prüfvorschriften (Weinfurth 2006, D. 9),
- die Verlagerung des Umsatzes auf den grauen Markt (Segerath 2006, A. 7; Weinfurth 2006, A. 7),
- die langsam wachsende Zahl der Verordner aufgrund des hohen Ausbildungsaufwands (Weinfurth 2006, A. 7).

Neben den von den Experten genannten Gründen lässt sich vermuten, dass eine gewisse Sättigung des Marktes eingetreten ist. Mit steigendem Umsatzvolumen wird es auch immer schwerer, dieselben Wachstumsraten zu erreichen.

Eine weitere These ist, dass das Wachstum, das der Markt für pflanzliche chinesische Medizinpräparate aufweist, an den Qualitätsanbietern zum großen Teil vorbeigeht. „Von dem Wachstum profitieren vor allem die Internethändler" (Segerath 2006, A. 7). Diese Aussage lässt sich aber auch so interpretieren, dass der Umsatz der Großhändler langsamer wächst als angenommen.

---

[180] Pflanzliche chinesische Medizinpräparate werden nicht von der Gesetzlichen Krankenversicherung und nur in Ausnahmen von der Privaten Krankenversicherung bezahlt.

10 Ausblick

Aus dieser Arbeit lassen sich deutlich mehr Schlüsse ziehen, als die Zahlen auf den ersten Blick vermuten lassen. Einige zukunftsgerichtete Aussagen wurden in Kapitel 9.1 „Weiterführende Fragestellungen der Arbeit" bereits getätigt.

Wohin wird sich die chinesische Medizin in der westlichen Praxis zukünftig bewegen?

Chinesische Medizin besetzt eine kleine stabile Nische in den Gesundheitsmärkten in Deutschland und den USA. Der Umgang wird sich weiter professionalisieren und noch mehr in den medizinischen Alltag integriert werden. Die pflanzlichen Stoffe werden besser getestet. Die Zahl der Großhändler wird sich verringern und die Verbleibenden werden mehr in Qualität und Markennamen investieren. Die Arzneimittel werden zu einem immer größeren Teil von Ärzten verschrieben. Patienten werden sich weiterhin von der exotischen Positionierung chinesischer Medizin angezogen fühlen.

Das Marktvolumen wird langsam weiter wachsen. Nur ein externer Schock, wie die Änderung der gesetzlichen Rahmenbedingungen oder Qualitätsprobleme könnten zu einer abrupten Änderung des Umsatzes führen.

Positive Impulse können sich ergeben, wenn Fertigpräparate zugelassen und beworben werden. Firmen wie Bionorica oder Salus in Deutschland wären prädestiniert, solche Präparate zu vermarkten.

11 Kurzfassung

11.1 Aufbau der Arbeit

Es wurde bisher kaum untersucht, in welchem Ausmaß die pflanzliche chinesische Medizin in der westlichen Welt verbreitet ist und auf welchen Wegen die Medizinpräparate vom Anbaugebiet der Pflanzen zum Verbraucher gelangen. Diese Arbeit befasst sich mit der Verbreitung und wirtschaftlichen Bedeutung pflanzlicher chinesischer Medizin in Deutschland und den USA.
In der Arbeit werden die folgenden Fragen gestellt und beantwortet:

1. Was wird in Europa und USA als pflanzliches chinesisches Medizinpräparat angesehen?
2. Welche Arbeitsschritte durchläuft ein chinesisches Medizinpräparat vom Anbau der Pflanzen bis hin zum Konsum des Medizinpräparats durch einen Anwender in der westlichen Welt?
3. Wie hoch ist das Marktvolumen pflanzlicher chinesischer Medizinpräparate in Deutschland und den USA?
4. In welchem Maß haben sich Wissenschaftler mit pflanzlicher chinesischer Medizin beschäftigt?

Um nachvollziehbare Aussagen über die Verbreitung pflanzlicher chinesischer Medizin machen zu können, ist es notwendig zu definieren, was die beteiligten Parteien, wie Händler und Ärzte, unter pflanzlichen chinesischen Medizinpräparaten verstehen. Während die in Europa erhobenen Zahlen sich ausschließlich auf pflanzliche Grundstoffe und daraus hergestellte individuelle Präparate beziehen, schließen die Daten für den US-Markt auch die Zahlen der industriell hergestellten Fertigpräparate mit ein. Die Definition pflanzlicher chinesischer

Medizin ist Voraussetzung für die Beantwortung der weiteren Fragestellungen der Arbeit.

Die Analyse der Wertschöpfungskette, vom Anbau der Pflanzen bis zum Verkauf der Präparate an den Konsumenten, inklusive der Handelsströme von Asien nach Europa und in die USA, gibt Aufschluss über die Entwicklung dieser Industrie. Es wird aufgezeigt, wie die verschiedenen Vertriebswege und externe Faktoren, wie beispielsweise gesetzliche Rahmenbedingungen, die Entwicklung der Verbreitung pflanzlicher chinesischer Präparate in Deutschland und den USA beeinflussen. Die Analyse der Wertschöpfungskette dient auch dem Verständnis der Untersuchung der wirtschaftlichen und wissenschaftlichen Verbreitung von pflanzlicher chinesischer Medizin.

Das Marktvolumen wird als Indikator für die Verbreitung von pflanzlicher chinesischer Medizin verwendet. Das Marktvolumen ist als quantitativ nachvollziehbares Kriterium für eine wissenschaftliche Untersuchung geeignet. Steigende Verwendung pflanzlicher chinesischer Präparate spiegelt sich in steigenden Handelsvolumina wider. In den 1970er Jahren wurden von westlichen Konsumenten praktisch noch keine pflanzlichen chinesischen Präparate eingenommen. Die Zahl der wissenschaftlichen Veröffentlichungen in PubMed pro Jahr dient als Indikator für die Verbreitung von pflanzlicher chinesischer Medizin. Die wissenschaftliche Beschäftigung mit ihr wird durch die Auswertung der in der PubMed Datenbank gespeicherten Veröffentlichungen seit 1970 untersucht.

11.2 Methoden

Zur Beantwortung der Fragestellungen wurden zunächst die bestehenden Quellen ausgewertet und in einem zweiten Schritt mit Hilfe von Expertenbefragungen eigene Daten erhoben, um die vorhandenen Datenlücken zu schließen und gleichzeitig mit den Daten aus der Literatur abzugleichen. Ziel der Befragung war es, bisher fehlende Informationen über das Verständnis der Akteure von chinesischer Medizin, die verschiedenen Stufen der Wertschöpfungskette und das Marktvolumen zu bekommen. Um aussagekräftige Ergebnisse zu erhalten, mussten geeignete Interviewpartner gefunden werden, die mit größtmöglicher Sicherheit über alle in der westlichen Welt verkauften pflanzlichen chinesischen Präparate Auskunft geben können. Die Großhändler sind die geeigneten Gesprächspartner zur Beantwortung der relevanten Fragen, da diese als Schnittstelle zwischen Produzenten in Asien und dem Einzelhandel in Europa den besten Überblick über den gesamten Markt besitzen. Aufgrund der relativ geringen Zahl der zu befragenden Großhändler wurde eine Vollerhebung mittels detaillierter Experteninterviews durchgeführt.

11.3 Ergebnisse

Es existiert keine verbindliche Auffassung darüber, was in der westlichen Welt als pflanzliches chinesisches Medizinpräparat anzusehen ist. Allgemein werden unter pflanzlichen chinesischen Medizinpräparaten solche verstanden, die aus chinesischen Pflanzen hergestellt und für Indikationen verwendet werden, die der chinesischen Medizintradition entsprechen. Über die Darreichungsform besteht hingegen keine Einigkeit. Die Behandlungspraktiken der Verordner spiegeln das unterschiedliche Verständnis von chinesischer Medizin wider: so variiert die Dosierung der Medizinpräparate in Abhängigkeit von der Ausbildungsrichtung des Verordners um den Faktor zehn.

Der Großteil aller Anbaugebiete für Pflanzen, die als Grundlage für in der westlichen Welt verwendete pflanzliche chinesische Medizinpräparate dienen, liegt in China. In den USA werden Ginkgo und Ginseng angebaut, auch in Europa gibt es Ansätze, pflanzliche chinesische Medizinpräparate kommerziell zu kultivieren. Zwischenhändler kaufen die Pflanzen aus den über ganz China verteilten

Anbaugebieten auf. In der Weiterverarbeitung werden die Pflanzen im Land des Anbaus getrocknet und zerkleinert. Von den asiatischen Zwischenhändlern beziehen die Großhändler pflanzlicher chinesischer Medizinpräparate in Europa und den USA vorwiegend ihre Grundstoffe. Sie werden in die westliche Welt exportiert und zu individuellen Arzneimitteln oder zu Fertigpräparaten weiterverarbeitet.

Großhändler verkaufen die Grundstoffe an Einzelhändler, wie Apotheken. Die Vertriebswege von Grundstoffen und Fertigpräparaten unterscheiden sich in Europa aufgrund der gesetzlichen Rahmenbedingungen erheblich. Der Verkauf von pflanzlichen chinesischen Grundstoffen über Apotheken an Anwender ist die „legale" Verkaufsform in Europa. Neben dem „legalen" Vertrieb über Apotheken werden Grundstoffe in Europa im rechtlichen Graubereich über das Internet und Verordner verkauft. In Deutschland wird 30 Prozent des Umsatzes mit pflanzlichen Grundstoffen über den „grauen Markt" abgewickelt.

In Europa sind bisher keine pflanzlichen chinesischen Fertigarzneimittel zugelassen. Fertigpräparate werden jedoch über, für den Gesetzgeber schwer kontrollierbare Vertriebswege, wie das Internet verkauft.

Die Zahl aller Verordner in Deutschland, sowohl Ärzte als auch Nicht-Ärzte, die in Voll- oder Teilzeit pflanzliche chinesische Medizin in Deutschland praktizieren, wird auf bis zu 6.000 geschätzt. In den USA sind es mindestens 4.000. In Deutschland sind Verordner nicht berechtigt, pflanzliche chinesische Medizinpräparate direkt an ihre Patienten zu verkaufen. Sie müssen ein Rezept ausstellen, das bei Apotheken eingereicht werden kann. Die Zahl der Anwender von pflanzlichen chinesischen Medizinpräparaten ist stark gestiegen. Während Anfang der 80er Jahre in Europa der Gebrauch von pflanzlicher chinesischer Medizin praktisch nicht verbreitet war, hat sich die Zahl der Anwender in Deutschland von 1990 bis 2005 verzehnfacht. Bis zu 1 Mio. Deutsche haben schon irgendwann pflanzliche chinesische Medizinpräparate verwendet.

Die Menge der verkauften pflanzlichen chinesischen Medizinpräparate in Deutschland und den USA ist von einem sehr niedrigen Ausgangsniveau 1970 auf ein Verkaufsvolumen von bis zu 50 Mio. € in Deutschland und auf über 60 Mio. US $ in den USA zu Endverbraucherpreisen gestiegen.

Die Zahl der Veröffentlichungen in PubMed seit 1970 ist sowohl absolut als auch relativ zu allen in PubMed aufgeführten wissenschaftlichen Arbeiten gestiegen. Sie hat sich von unter fünf pro Jahr zwischen 1970 – 1973 auf über 150 Veröffentlichungen pro Jahr in den Jahren 2002 – 2005 erhöht. In den 1970er Jahren und bis Ende der 1980er Jahre lag der Anteil der Suchergebnisse zum Themenkomplex pflanzliche chinesische Medizin im Vergleich zu allen PubMed Veröffentlichungen bei unter 0,002%. Der Anteil ist stark gestiegen und liegt seit dem Jahr 2005 bei mehr als 0,016%.

12 Anhang

12.1 Abkürzungsverzeichnis

US $ = US Dollar, Landeswährung der USA

€ = Euro, Währung der europäischen Union

AAAOM: American Association of Acupuncture and Oriental Medicine

AAOM: Association of Oriental Medicine

AGTCM: Arbeitsgemeinschaft für Klassische Akupunktur und Traditionelle Chinesische Medizin e.V.

AHPA : American Herbal Products Association

AMAA: American Medical Acupuncture Association

AOMA: Acupuncture and Oriental Medicine Alliance

CHM: Chinese Herbal Medicine, pflanzliche chinesische Medizin

Caelo: Caesar & Loretz GmbH

Corp.: Corporation

CPC: Certified Physician of Chinese Medicine

DÄGfA: Deutsche Ärztegesellschaft für Akupunktur e.V.

DECA: Gesellschaft für die Dokumentation von Erfahrungsmaterial der chinesischen Arzneitherapie

DGfAN: Deutsche Gesellschaft für Akupunktur und Neuraltherapie

DWTCM: Deutsche Wissenschaftliche Gesellschaft für Traditionelle Chinesische Medizin

EU: Europäische Union

FDA: Federal Drug Administration

ICMART: International Council of Medical Acupuncture and Related Techniques

Mio.: Millionen

RCHM: Register of Chinese Herbal Medicine

SMS: Societas Medicinae Sinensis - Internationale Gesellschaft für Chinesische Medizin e. V.

Vgl.: Vergleiche

WHO: World Health Organization

13 Begriffserklärungen in alphabetischer Reihenfolge

Alternative Medizin: Alternative Medizin (auch als Komplementär Medizin bezeichnet) umfasst die Heilmethoden die weder in das dominante Gesundheitssystem des betrachteten Landes integriert sind (in dieser Arbeit die Evideinzbasierte Medizin), noch Teil der Medizintradition des Landes sind (WHO 2000, S. 1).

Anbauer der Pflanzen: Person oder Unternehmen das die Pflanzen sät, aufzieht und erntet.

Angebotsinduzierte Nachfrage: Aufgrund seines Informationsvorsprungs übt der Verordner faktisch einen erheblichen Einfluss auf die Gestaltung der Nachfrage nach seinen Leistungen aus. Von „Angebotsinduzierung" spricht man, wenn der Verordner sich dabei nicht wie ein perfekter Sachverwalter des Patienten verhält, sondern auch seine eigenen Interessen einfließen lässt um seine eigene Auslastung sicherzustellen (Breyer 2005, S. 336).

Anwender: Anwender sind Personen, die pflanzliche chinesische Medizinpräparate zu sich nehmen.

Anwenderpreis: Apothekenverkaufspreis, oder Einzelhandelsverkaufspreis; Preis, der vom Anwender inklusive Steuern für den Erwerb pflanzlicher chinesischer Medizinpräparate bezahlt wird.

Apotheker: Apotheker sind die Leiter von Apotheken, dem Geschäft in dem Arzneimittel verkauft werden. Apotheker beschäftigen sich mit der Abgabe (dem Verkauf), der Herstellung, Beurteilung und Prüfung von Arzneimitteln.

Arteriosklerose: Arterienverkalkung (Reuter 2004, S. 160).

Arzneimittel: Alle staatlich zugelassenen Stoffe oder Stoffkombinationen, die als Mittel zur Heilung oder zur Verhütung menschlicher oder tierischer Krankheiten bezeichnet werden sowie zur Erstellung einer ärztlichen Diagnose oder zur Wiederherstellung, Besserung oder Beeinflussung der menschlichen oder tierischen Körperfunktion angewandt werden (Richtlinie 65/65/EWG, Kapitel 1 Artikel 1) (Hoffmann 2003; S. 137).

Arzneitaxe: Maximaler Aufschlag, den die Apotheke auf den Großhandelspreis erheben darf. Sie berechnet sich in der Regel aus einer Bearbeitungsgebühr von 2,5 € pro Rezeptur und einem 90%igem Aufschlag auf den Apothekeneinkaufspreis der Grundstoffen.

Ärzte: Ärzte sind Verordner pflanzlicher chinesischer Medizin, der ein universitäres naturwissenschaftliches Medizinstudium absolviert haben. „Gesetzlich geschützte Bezeichnung für den nach endgültiger Bestallung (Approbation) zur Ausübung des Arztberufs Berechtigten (Hoffmann 2003; S. 138).

Beweislastumkehr: Die eine Partei muß die Tatsachen widerlegen, aus denen die Gegenpartei das Bestehen von Rechten herleitet (Alisch 2004, S. 454).

Charge: Pflanzliche Grundstoffe, die in einem definierten Prozess hergestellt und verpackt worden sind (Wahring – Burfeind 2000, S. 315).

Chinesische Medizin: Die in China entwickelte und traditionell angewendete

Medizintradition.

Dietary Supplement: Nahrungsergänzungsmittel.

Drogen: siehe pflanzliche Stoffe

Economies of Scale: Skalenerträge: „Erhöhung des Outputs in Abhängigkeit vom Prozessniveau, meist positiv als Sinken der Stückkosten mit steigender Menge interpretiert" (Weigert 1999, S. 531).

Erwartungswert: „Der Erwartungswert einer Zufallsvariablen kennzeichnet die Lokalisation Ihrer Verteilung" (Alisch 2004, S. 935).

Evidenzbasierte Medizin: Evidenzbasierte Medizin (EbM = beweisgestützte Medizin) ist demnach der gewissenhafte, ausdrückliche und vernünftige Gebrauch der gegenwärtig besten externen, wissenschaftlichen Evidenz für Entscheidungen in der medizinischen Versorgung individueller Patienten (Deutsches Netzwerk Evidenzbasierte Medizin, 2011).

Evidenzbasierte Therapie: Therapie deren Erfolg empirisch nachweisbar ist.

Fertigarzneimittel (Arzneispezialitäten): Sind „alle Arzneimittel, die im voraus hergestellt und unter einer besonderen Bezeichnung und in einer besonderen Aufmachung in den Verkehr gebracht werden" (Richtlinie 65/65/EWG, Artikel 1 1). Ein Fertigarzneimittel ist ein Arzneimittel in konsumfertiger Form, das ein staatliches Zulassungsverfahren erfolgreich durchlaufen hat und bei dem die Arzneimittelzubereitung standardisiert durchgeführt wird.

Fertigpräparat: Medizinpräparat in konsumfertiger Form, standarisiert aus Grundstoffen hergestellt.

Gatekeeper: Torwächter, Person die aufgrund ihrer Position einen Entscheidungsfindungsprozess nachhaltig beeinflussen oder steuern kann. Im Gesundheitswesen ist der Arzt der Gatekeeper.

Gewinnmaximierung: Streben, einen größtmöglichen Gewinn zu erzielen; das Gewinnmaximum ist erreicht, wenn die Differenz zwischen den von der verkauften Menge abhängigen Erlösen und Kosten am größten ist (Bauer 2008: S. 249).

Gesetzliche Krankenversicherung: Von staatlichen Organen getragene oder durch gesetzliche Rahmenbedingungen geschaffene Krankenversicherung.

Gesundheitsmittel: Gesundheitsmittel können Lebensmittel nach Verordnung (EG) Nr. 178/2002, Kosmetika nach Richtlinie 76/768/EWG oder nicht zugelassene Arzneimittel sein.
Gesundheitsmittel unterscheiden sich von zugelassenen Arzneimitteln dadurch, dass sie staatlich nicht zugelassen sind und keine Aussagen über ihre medizinische Wirksamkeit gemacht werden darf.

Grauer Markt: Handel im legalen Grenzbereich, „im engeren Sinn Absatzweg, bei dem Güter direkt beim Hersteller oder Großhändler unter Ausschaltung des Einzelhandels gekauft werden; im weiteren Sinn unregulierter Handel mit Waren und Dienstleistungen außerhalb des organisierten Marktes" (Meyers Lexikonverlag 2007).

Großhandelseinkaufspreis (Einkaufspreis des Großhandles): Preis zu dem Großhändler die Stoffe einkaufen.

Großhandelspreis (Großhandelsverkaufspreis, Apothekeneinkaufspreis, Einzelhandelseinkaufspreis): Preis, zu dem die Großhändler Stoffe an Einzelhändler weiterverkaufen.

Größhändler: Großhändler oder der Großhandelsvertrieb von Arzneimitteln ist „Jede Tätigkeit, die in der Beschaffung, der Lagerung, der Lieferung oder der Ausfuhr von Arzneimitteln besteht, mit Ausnahme der Abgabe von Arzneimitteln an die Öffentlichkeit; diese Tätigkeiten werden mit Herstellern oder deren Kommissionären, Importeuren oder sonstigen Großhändlern oder aber mit Apothekern und Personen abgewickelt, die in dem betreffenden Mitgliedstaat zur Abgabe von Arzneimitteln an die Öffentlichkeit ermächtigt oder befugt sind" (Richtlinie 2001/83/EG Artikel 1 17).

Grundgesamtheit: Menge aller Elemente, auf die ein Untersuchungsziel gerichtet ist (Alisch 2004, S. 1300).

Grundstoffe: siehe pflanzliche chinesische Stoffe

Händler: Personen oder Unternehmen die Pflanzen von Anbauern aufkaufen und dem Hersteller der Stoffe, Zubereitungen oder Präparate liefert und verkauft.

Hersteller von Fertigarzneimitteln: Person oder Unternehmen das Fertigarzneimittel produziert und verpackt.

Hersteller von Zubereitungen: Person oder Unternehmen das Zubereitungen produziert und verpackt.

Heilpraktiker: Verordner pflanzlicher chinesischer Medizin, der eine staatliche Prüfung abgelegt hat, die es ihm erlaubt, in Deutschland pflanzliche chinesische Medizin auszuüben. „Berufsbezeichnung für Nichtärzte, die nach dem Heilpraktikergesetz eine selbständige Ausübung der Heilkunst durchführen dürfen. Voraussetzung: Vollendung des 25. Lebensjahrs, einwandfreies polizeiliches Führungszeugnis und die Überprüfung durch einen Amtsarzt. Es handelt sich nicht um einen Lehrberuf, d.h. es gibt keine geregelte Ausbildung, Heilpraktikerschulen können fakultativ besucht werden. Dem Heilpraktiker sind fast alle diagnostischen und therapeutischen Methoden erlaubt, verboten sind ihm die Verordnung verschreibungspflichtiger Medikamente, die Ausübung der Zahnheilkunde und die Anwendung von Röntgenstrahlen. Ihnen ist die Behandlung fast aller Krankheiten erlaubt, bis auf die meldepflichtiger und sexuell übertragbarer Krankheiten, die Geburtshilfe und die Leichenschau mit Ausstellung von Totenscheinen" (Hoffmann 2003; S. 792).

Hektar: 1 ha, 100 a, 10.000 m2.

Hepatotoxizität: Leber-Schädlichkeit (Reuter 2004, S. 896, S. 2134)

Individuelles Arzneimittel: Individuelle Arzneimittel sind Arzneimittel, die aufgrund ärztlicher Verschreibung oder aufgrund der Vorschriften einer Pharmakopöe individuell für den einzelnen Patienten hergestellt werden.
Rezepturarzneimittel sind „Arzneimittel, die in einer Apotheke nach ärztlicher Verschreibung für einen bestimmten Patienten zubereitet werden (sog. formula magistralis)" (Richtlinie 2001/83/EG Artikel 3 1).

Wird ein individuelles Arzneimittel nach den Vorschriften einer Pharmakopöe zubereitet handelt es sich nach europäischen Recht um ein Rezeptbucharzneimittel: „In der Apotheke nach Vorschrift einer Pharmakopöe zubereitete Arzneimittel, die für die unmittelbare Abgabe an die Patienten bestimmt sind, die Kunden dieser Apotheke sind (sog. formula officinalis)" (Richtlinie 2001/83/EG Artikel 3 2).

Individuelles Medizinpräparat: selbstanzufertigendes Medizinpräparat, individuell für die Bedürfnisse eines einzelnen Anwenders von Apothekern oder Verordnern aus Grundstoffen herzustellendes Medizinpräparat.

Kampo: In Japan verwendetes Synonym für chinesische Medizin.

Kanon: Gesamtheit der für einen bestimmten Bereich geltenden Regeln und Vereinbarungen (Scholze-Stubenrecht 1999, S. 2048).

Kardiovaskolär: Das Herz-Kreislauf-System betreffend (Hoffman 2003, S.976; Reuter 2004,S. 1098).

Konfektionierung: Beim Großhandel angelieferte Pakete mit Grundstoffen werden ausgepackt und in die vom Einzelhandel gewünschten Mengen umgepackt.

Kosmetische Mittel: „Kosmetische Mittel sind Stoffe oder Zubereitungen, die dazu bestimmt sind, äußerlich mit den verschiedenen Teilen des menschlichen Körpers (Haut, Behaarungssystem, Nägel, Lippen und intime Regionen) oder mit den Zähnen und den Schleimhäuten der Mundhöhle in Berührung zu kommen, und zwar zu dem ausschließlichen oder überwiegenden Zweck, diese zu reinigen, zu parfümieren, ihr Aussehen zu verändern und/oder den Körpergeruch zu beeinflussen und/oder um sie zu schützen oder in gutem Zustand zu halten" (Richtlinie 76/768/EWG, Artikel 1).

Krankheit: Körperliche, geistige oder seelische Veränderung, gekennzeichnet durch subjektive oder objektive Symptome (Reuter 2004, S. 1186).

Lebensmittel: Alle Stoffe oder Erzeugnisse, die dazu bestimmt sind oder von denen nach vernünftigem Ermessen erwartet werden kann, dass sie in verarbeitetem, teilweise verarbeitetem oder unverarbeitetem Zustand von Menschen aufgenommen werden (Verordnung (EG) Nr. 178/2002, Artikel 2).

Lieferkette: Supply Chain, Austausch von Waren oder Dienstleistungen zwischen verschiedenen Parteien; der Geldwert der Lieferungen vor und nach jedem Bearbeitungsschritt wird nicht betrachtet.

Marktvolumen: Realisierte effektive Absatzmenge, die von allen Anbietern eines bestimmten Produktes (Präparats oder einer Gruppe von Präparaten) in einem bestimmten Zeitraum auf einem bestimmten Markt abgesetzt wurde (Kyrer 2001, S. 358)[181].

Medizin: Heilkunst, Heilkunde; „Die Wissenschaft vom gesunden und kranken Menschen einschließlich der Heilkunst als deren praktische Ausübung mit Schwerpunkt auf die früh(e)ste mögliche Erkennung der Ursachen und

---

[181] Marketing Lexikon Online Website: Marktvolumen, URL: http://www.marketing-lexikon-online.de/Lexikon/Stichworte_M/Marktvolumen/marktvolumen.html, am 20. Dezember 2007.

Auswirkungen von Gesundheitsstörungen sowie deren Behandlung" (Hoffmann 2003; S. 1189).

Medizinpräparate: Medizinpräparate („Präparate") ist der Oberbegriff für Arzneimittel oder Gesundheitsmittel, die unabhängig von ihrer Zulassung als Mittel zur Heilung oder zur Verhütung menschlicher oder tierischer Krankheiten bezeichnet werden, sowie zur Erstellung einer ärztlichen Diagnose oder zur Wiederherstellung, Besserung oder Beeinflussung der menschlichen oder tierischen Körperfunktion angewandt werden (Richtlinie 65/65/EWG).

Medizintradition: Medizin, deren Methodik und intellektuelles Rüstzeug auf eine Grundlage zurückzuführen ist; z. B. chinesische, aryuvedische oder naturwissenschaftliche Medizin.

Methamphetanin: „Benzedrin, dem Adrenalin verwandtes Sympathomimetikum mit hohem Suchtpotential (Reuter 2004, S. 92).

Methode: „Planmäßiges, folgerichtiges Verfahren und Handeln" (Wahring – Burfeind 2000, S. 315).

Nahrungsergänzungsmittel: Nahrungsergänzungsmittel sind „Lebensmittel, die dazu bestimmt sind, die normale Ernährung zu ergänzen und die aus Einfach- oder Mehrfachkonzentraten von Nährstoffen oder sonstigen Stoffen mit ernährungsspezifischer oder physiologischer Wirkung bestehen und in dosierter Form in den Verkehr gebracht werden, d. h. in Form von z. B. Kapseln, Pastillen, Tabletten, Pillen und anderen ähnlichen Darreichungsformen, Pulverbeuteln, Flüssigampullen, Flaschen mit Tropfeinsätzen und ähnlichen Darreichungsformen von Flüssigkeiten und Pulvern zur Aufnahme in abgemessenen kleinen Mengen" (Richtlinie 2002/46/EG, Artikel 2 a).

Nicht ärztliche Verordner: Verordner pflanzlicher chinesischer Medizin, die eine staatliche anerkannte Prüfung abgelegt haben, die es ihnen erlaubt, pflanzliche chinesische Medizin auszuüben.

Nicht zugelassene Arzneimittel: Nicht zugelassene Arzneimittel sind Gesundheitsmittel, die in dem Land, in dem sie gehandelt und konsumiert werden, nicht als Arzneimittel zugelassen sind. In diesem Fall liegen keine akzeptierten evidenzbasierten Studien oder Meinungen angesehener Autoritäten vor. Die nicht zugelassenen Arzneimittel können in einem anderen Land, vorzugsweise in Asien, als Arzneimittel zugelassen sein.

Nicht zugelassene Fertigarzneimittel: Nicht zugelassene Fertigarzneimittel sind Fertigarzneimittel die in dem Land in dem Sie verkauft und verbraucht werden nicht zugelassen sind.

Nicht zugelassene individuelle Arzneimittel: Nicht zugelassene individuelle Arzneimittel sind individuelle Arzneimittel, die in dem Land, in dem Sie verkauft und verbraucht werden nicht zugelassen sind. Gründe für die nicht erteilte Zulassung können unter anderem das Verbot von in dem Arzneimittel verwendeten Stoffen sein oder fehlende Qualitätsprüfungen der verwendeten Stoffe.

Ölgehalt: Der Ölgehalt zeigt an, wie viel aus den pflanzlichen Grundstoffen gewonnenes Öl in dem Präparat vorhanden ist. Der Ölgehalt ist ein Maß für die Wirksamkeit des Präparats.

Oriental Medicine: in den USA verwendetes Synonym für chinesische Medizin.

Oriental Traditional Medicine: in Korea verwendetes Synonym für Chinese Herbal Medicine.

Patient: Anwender pflanzlicher chinesischer Medizinpräparate, der sich bei einem Verordner in Behandlung befindet.

Pflanzliche chinesische Medizin (chinesische Phytotherapie): Pflanzliche chinesische Medizin ist die pflanzliche Medizin die auf der in China entwickelten und traditionell angewendeten Medizintradition beruht.

Pflanzliche chinesische Medizinpräparate: Pflanzliche chinesische Medizinpräparate sind aus pflanzlichen chinesischen Stoffen hergestellte Medizinpräparate, die für in der chinesischen Medizin beschriebenen Indikationen verwendet werden.

Pflanzliche chinesische Stoffe (Grundstoffe): Pflanzliche chinesische Stoffe sind pflanzliche Stoffe, die aus in der chinesischen Medizin verwendeten Pflanzen bestehen und für dort beschriebene Indikationen verwendet werden (chinesische Phytotherapie). Diese sind die 442 Pflanzen und Pflanzenteile die in dem offiziellen chinesischen Arzneibuch von 1992 aufgeführt sind. (Pharmacopoeia 1992).

Pflanzliche Grundstoffe: siehe Pflanzliche chinesische Stoffe (Grundstoffe).

Pflanzliche Medizin (Phytotherapie) „Lehre von der heilenden Wirkung von Pflanzen; Behandlung mit Pflanzen oder Pflanzenteilen (Drogen)" (Reuter 2004; S. 1692) „Nicht zur Phytotherapie zählt die Anwendung isolierter Inhaltsstoffe (z. B. Atropin, Digitoxin und dem Wirkstoff nachgeahmter synthetischer Stoffe" (Hoffmann 2003; S. 1462). „Die traditionelle Phytotherapie beruht auf langer Erfahrung mit traditionell gebräuchlichen Heilkräutern und Indikationen; auch die chinesische, die ayurvedische und die tibetische Medizin etc. zählen dazu" (Hoffmann 2003; S. 1462).

Pflanzliche Medizinpräparate: Alle Mittel, „die als Wirkstoff(e) ausschließlich einen oder mehrere pflanzliche Stoffe oder eine oder mehrere pflanzliche Zubereitungen oder eine oder mehrere solcher pflanzlichen Stoffe in Kombination mit einer oder mehreren solcher pflanzlichen Zubereitungen enthalten" (Richtlinie 2004/24/EG Artikel 1 30).
Medizinpräparate, die chemisch definierte Wirkstoffe enthalten, egal ob diese aus Pflanzen isoliert oder synthetisch hergestellt worden sind, gelten nicht mehr als pflanzlich. Weiterhin lässt sich hier noch unterscheiden, ob das Mittel aus den Stoffen einer oder mehrerer Pflanzen hergestellt wurde (WHO 2000, S. 3-4).

Pflanzliche Stoffe (Drogen, Rohstoffe): Pflanzliche Stoffe sind „Alle vorwiegend ganzen, zerkleinerten oder geschnittenen Pflanzen, Pflanzenteile, Algen, Pilze, Flechten in unverarbeitetem Zustand, gewöhnlich in getrockneter Form, aber zuweilen auch frisch. Bestimmte pflanzliche Ausscheidungen, die keiner speziellen Behandlung unterzogen wurden, werden ebenfalls als pflanzliche Stoffe angesehen. Pflanzliche Stoffe sind durch den verwendeten Pflanzenteil und die botanische Bezeichnung nach dem binomialen System (Gattung, Art, Varietät und Autor) genau definiert" (Richtlinie 2004/24/EG Artikel 1 31).

Pflanzliche Zubereitungen: „Zubereitungen, die dadurch hergestellt werden, dass pflanzliche Stoffe Behandlungen wie Extraktion, Destillation, Pressung, Fraktionierung, Reinigung, Konzentrierung oder Fermentierung unterzogen werden. Diese umfassen zerriebene oder pulverisierte pflanzliche Stoffe, Tinkturen, Extrakte, ätherische Öle, Presssäfte und verarbeitete Ausscheidungen von Pflanzen" (Richtlinie 2004/24/EG Artikel 1 30).

Pharmakopöe: Arzneibuch.

Phytopharmaka: „Arzneimittel, die ausschließlich oder überwiegend aus Pflanzen, Pflanzenteilen, Pflanzeninhaltsstoffen oder deren galenischen Zubereitungen bestehen und neben Wirkstoffen noch Begleitstoffe enthalten; verwendet werden u.a. Pflanzen oder Pflanzenteile (Arzneidrogen), aus denen z. B. Tinkturen oder Fluidextrakte („Tropfen"), wässrige Heißextrakte (z.B. Teeaufgüsse) und weitere galenische Zubereitungen (...) hergestellt werden" (Hoffmann 2003; S. 1461).

Placebo: „Scheinmedikament, unwirksame Substanz, die rein äußerlich einem echten Medikament gleicht; wird als Vergleichssubstanz bei der klinischen Testung von Medikamenten oder zur Behandlung ... von Patienten mit starkem Behandlungswunsch oder ohne Behandlungsindikation verwendet" (Reuter 2007, S. 1459).

Preis: der in Geldeinheiten ausgedrückte Tauschwert von Gütern und Leistungen (Kyrer 2001 S. 438).

Preiselastizität: Nachfrageelastizität, Verhältnis von relativer Änderung der Nachfragemenge und relativer Änderung des Angebotspreises (Kyrer 2001, S. 438). Die Nachfrageelastizität gibt an, wie stark sich eine Preisänderung bei einem Gut auf die Mengennachfrage auswirkt. Man spricht von einer elastischen Nachfrage, wenn eine 1-prozentige Preisänderung eine mehr als 1-prozentige Mengenänderung bewirkt. Bei unelastischer Nachfrage bewirkt eine 1-prozentige Preisänderung eine weniger als 1-prozentige Mengenänderung.

Private Krankenversicherung: Privatwirtschaftlich getragene Krankenversicherung.

PubMed: Datenbank, in der wissenschaftliche medizinische Veröffentlichungen gespeichert werden. Die Datenbank wird vom amerikanischen National Center for Biotechnology Information betrieben und ist frei zugänglich.

Qigong: Qigong kombiniert Bewegung, Meditation und die Regulation des Atems (World Health Organisation 2002, S. 8).

Sibutramin: Sibutramin Hydrochlorid Monohydrat, Stoff mit appetitzügelnder/ appetithemmender Wirkung, der starke Nebenwirkungen verursacht.

Stichprobe: „Ergebnis einer statistischen Erhebung oder Beobachtung. Teilmenge einer Grundgesamtheit, die für eine Untersuchung ausgewählt wird" (Alisch 2004, S. 2815).

Stoffe: „alle Stoffe jeglicher Herkunft, und zwar menschlicher Herkunft, wie z.B. menschliches Blut und daraus gewonnene Erzeugnisse; tierischer Herkunft, wie z.B. Mikroorganismen, ganze Tiere, Teile von Organen, tierische Sekrete, Toxine, durch Extraktion gewonnene Stoffe, aus Blut gewonnene Erzeugnisse usw., pflanzlicher Herkunft, wie z.B. Mikroorganismen, Pflanzen, Teile von Pflanzen, Pflanzensekrete, durch Extraktion gewonnene Stoffe usw., chemischer Herkunft, wie z.B. chemische Elemente, natürliche chemische Stoffe und durch Umsetzung oder auf synthetischem Wege gewonnene chemische Verbindungen" (Richtlinie 65/65/EWG, Kapitel 1 Artikel 1).

Systematischer Ausfall: ein abgrenzbarer Teil der Grundgesamtheit nimmt nicht an der Befragung teil (Non Response) und verzerrt das Untersuchungsergebnis. (Alisch 2004, S. 2169).

Tinktur: „flüssiger, meist alkoholischer Auszug aus pflanzlichen oder tierischen Stoffen" (Scholze-Stubenrecht 1999, S. 3909).

Traditionelle Medizin: Traditionelle Medizin umfasst die Heilmethoden die Teil der Medizintradition des jeweiligen Landes sind, unabhängig davon ob, diese erklärbar sind oder nicht (WHO 2000, S. 1).

Transaminase: „Enzym, das die Aminogruppe von einer Substanz auf eine andere überträgt (Reuter 2004, S. 2142).

Tuina: Massagetechnik, Teil der chinesischen Medizin (World Health Organisation 2002, S. 8).

Umsatz: Von einem Produktions- oder Handelsunternehmen (Woll 2000, S. 2) in einer Rechnungsperiode abgesetzte Menge von Gütern und Leistungen, multipliziert mit ihrem Preis (Kyrer 2001, S. 585).

Verkapseln: Herstellen von Präparaten in Tablettenform (König 2006, A. 10).

Verordner: Person, die mit naturwissenschaftlichem medizinischem Studium, einer sonstigen Ausbildung oder ohne Ausbildung pflanzliche chinesische Medizin ausübt und auf deren Veranlassung hin Anwender pflanzliche chinesische Medizin einnehmen.

Vollerhebung: Erhebung in die sämtliche Elemente der Grundgesamtheit einbezogen sind (Alisch 2004, S. 3223).

Wertschöpfung: Die in den einzelnen Bereichen erbrachte wirtschaftlichen Leistung (Alisch 2004, S. 3322).

Wertschöpfungskette: Value Chain, der Weg eines Produktes oder einer Dienstleistung bis zum Verbraucher mitsamt der in jeder Stufe erfolgten Wertsteigerung (Porter 1985). Direkte Wertschöpfungskette: Betrachtung einer einzelnen Organisation und deren direkter Kunden und Zulieferer (Mentzer 2001, S. 4). Ultimative Wertschöpfungskette: Betrachtung der gesamten Wertschöpfungskette vom Ursprung bis hin zum Endkonsumenten (Mentzer 2001, S. 4).

Wissenschaftliche Medizin: naturwissenschaftliche Medizin; Medizin, die auf den Prinzipien der naturwissenschaftlichen Forschung basiert.

14 Literaturverzeichnis

ABDA Bundesvereinigung Deutscher Apothekerverbände: Traditionelle Chinesische Medizin Sicherere Vertriebswege auch für chinesische Heilpflanzen, URL: http://www.presseportal.de/pm/7002/848326/abda_bundesvgg_dt_apothekerverbaende, am 14. Juli 2006.

Acupuncture and Oriental Medicine Alliance Website, URL: http://www.aomalliance.org/, am 16. September 2005.

AGTCM Hompage: CTCA: Centrum für Therapiesicherheit in der Chinesischen Arzneitherapie, URL http://www.agtcm.de/agtcm/netzwerk/centrum-fuer-therapiesicherheit-ctca.htm, am 19. September 2011.

Alisch, K. / Arentzen, U. / Winter, E. (2004): Gablers Wirtschafts Lexikon, Wiesbaden 16. Auflage: Betriebswirtschaftlicher Verlag Dr. Th. Gabler.

Akerlof, G. A. (1970): The Market for „Lemons", in: Quarterly Journal of Economics, Vol. 84, S. 488-500.

Amenya, L. (2006): Progress of Artemisinin production in East Africa, Advanced Bio- Extracts Limited, URL: http://www.worldagroforestry.org/treesandmarkets/antimalariameeting/proceedings/documents/session%205/Amenya.ppt, am 20 Juli 2010.

American Academy of Medical Acupuncture Website: URL: http://www.medicalacupuncture.org/, am 20. März 2007.

American Association of Oriental Medicine Website, URL: http://www.aaom.org/, am 16. September 2005.

American Association of Oriental Medicine Website: Legistltive and Public Policy Activities, URL: http://www.aaom.org/default.asp?pagenumber=3216, 13. August 2007.

Apotheken.de Website: Öffentliche Apotheken in Deutschland, URL: http://www.apotheken.de/index.php?fkt=10, am 14. Februar 2008.

Arbeitsgemeinschaft deutscher TCM-Apotheken Website, URL: http://www.tcm-apo.de/index.php?SCREEN=mitgliedliste&menue1=m2&menue2=14, am 25. März 2010

Arbeitsgemeinschaft für Klassische Akupunktur und Traditionelle Chinesische Medizin e.V. : Chinesische Arzneimitteltherapie, URL:http://www.agtcm.de/patienten/tcm/pharmakologie.htm, am 12. Juni 2010

Arbeitsgemeinschaft für Klassische Akupunktur und Traditionelle Chinesische Medizin e.V.: Mitglied werden , URL:http://www.agtcm.de/patienten/mitglied-werden.htm, am 12. Juni 2010

Arzneimittelkommission der deutschen Apotheker (2000): Risiken durch chinesische Arzneimittel, in: Deutsche Apothekerzeitung, Vol. 140 (2), S. 104-106.

Arzneimittelpreisverordnung vom 14. November 1980 (BGBl. I S. 2147), zuletzt geändert durch Artikel 32 und 33 des Gesetzes vom 26. März 2007 (BGBl. I S. 378), URL: http://bundesrecht.juris.de/ampreisv/BJNR021470980.html, am 1. Juli 2007.

Association of Acupuncture and Oriental Medicine (AAAOM) Website, URL: http://www.aaaomonline.org/default.asp?pagenumber=12, am 25. März 2010

Bachhuber, T. Firma China Medica Experteninterview (2006): Der Markt für pflanzliche chinesische Medizinpräparate in Deutschland.

Bauer, M. (2008): Der Brockhaus Wirtschaft Betriebs- und Volkswirtschaft, Börse, Finanzen, Versicherung und Steuern, Mannheim: F. A. Brockhaus.

Bauer, R. (1999): Bei der Prüfung von TCM-Arzneimitteln größte Sorgfalt anwenden. Deutsche Apothekerzeitung, Vol. 139 (9), S. 922-923.

Bauer, R. (2007): Phytochemische Analytik in Bayern kultivierter chinesischer Arzneipflanzen, URL:http://www.lfl.bayern.de/ipz/heilpflanzen/28408/vortrag_bauer.pdf, am 12. Februar 2008.

Bensky D. / Gamble A. (1986): Chinese Herbal Medicine Materia Medica, Seattle: Eastland Press.

Blumenthal, M. (2004): FDA Announces Ban on Ephedra Supplements: Federal Move Follows Bans by California, Illinois and New York. HerbalGram. Austin, Texas: American Botanical Council and the Herb Research Foundation, Vol. 61, S. 1.

Bogner A. / Littig, B. / Menz, W. (2002): Das Experteninterview. Theorie, Methode, Anwendung, Opladen: Westdeutscher Verlag.

Bomme, U. (2003): Ist der dokumentierte Feldanbau chinesischer Heilpflanzen in Deutschland realisierbar? Chinesische Medizin, Vol.18 (4), S. 167 – 178.

Bomme, U. (2010): Bayerische Landesanstalt für Landwirtschaft (LfL) veröffentlicht erstmalig im deutschsprachigen Raum ausführliche Kulturanleitungen zu acht Pflanzenarten, die in der Traditionellen Chinesischen Medizin (TCM) Verwendung finden, URL: http://www.lfl.bayern.de/ipz/heilpflanzen/38244/, am 1. Juni 2010.

Brevoort, P. (2001): Global Market for Botanical Products, in: Lin, Y. (Hrsg.): Drug Discovery and Traditional Chinese Medicine Science, Regulatory and Globalisation. Boston: Kluwer Academic Publisher, S. 157 – 168.

Breyer, F./ Zweifel, P. / Kifmann, M (2005): Gesundheitsökonomik; Berlin:

Springer.

Bührmann, A. (2005): Rezension zu: Jochen Gläser & Grit Laudel (2004). Experteninterviews und qualitative Inhaltsanalyse. Forum Qualitative Sozialforschung, Vol. 6 (2), URL: http://www.qualitativeresearch.net/fqs-texte/2-05/05-2-21-d.htm, am 3. Dezember 2006.

Bundesinstitut für Arzneimittel und Medizinprodukte (BfArM): Liste der Monographien der E-Kommission (Phyto-Therapie), die im Bundesanzeiger veröffentlicht sind. Stand: 31.07.1994, Interne Korrekturen berücksichtigt bis 11.01.2002.

Bundesministerium der Finanzen: Schlankheitspillen mit lebensgefährlichen Nebenwirkungen 2006, URL: http://www.zoll.de/f0_veroeffentlichungen/f0_sonstiges/y0_2006/l84_schlankheitspillen/index.html, am 22. September 2008.

Bundesverband der Arzneimittel – Hersteller e. V (2005): „Well-established medicinal use" und „traditional use" bei pflanzlichen Zubereitungen, Stand: 20.5.2005, URL: http://www.bah-bonn.de/arzneimittel/index.html, am 15. Mai 2007.

Bundesverband der Arzneimittel-Hersteller e.V. Website: Pflanzliche Arzneimittel, URL: http://www.bah-bonn.de/arzneimittel/index.html, am 15. Mai 2007.

Carlson, J. / Farquhar, J./ DiNucci, E. / Ausserer, L. / Zehnder, J. / Miller, D. / Berra, K. / Hagerty, L. / Haskell, W. L (2007): Safety and efficacy of a ginkgo biloba-containing dietary supplement on cognitive function, quality of life, and platelet function in healthy, cognitively intact older adults, J Am Diet Assoc., Vol. 107 (3), S. 422 – 432.

Chang, M. (2001): Opportunities and challenges of developing medical herbs, in: Lin, Y. (Hrsg.): Drug Discovery and Traditional Chinese Medicine Science, Regulatory and Globalisation. Boston: Kluwer Academic Publisher, S. 169 - 176.

Cheng, J./ Lee, P. / Li, J. / Dennehy, C. /Tsourounis, C. (2004): Use of Chinese herbal products in Oakland and San Francisco Chinatowns, Am J Health-Syst Pharm, Vol. 61, S. 688 - 694.

Cavaliere, C. (2009): Herbal Supplement Sales Experience Slight Increase in 2008, HerbalGram. Austin, Texas: American Botanical Council and the Herb Research Foundation, Issue 82, S. 58-61.

Centrum für Therapiesicherheit in der Chinesischen Arzneitherapie Homepage: Startseite, URL: http://www.ctca.de/, am 19. September 2011.

CHAMP - Charité Ambulanz für Prävention und Integrative Medizin Website: Professorin Dr. med. Claudia M. Witt, URL: http://www.champ-info.de/unser_team/prof_dr_claudia_witt/ am 1. März 2012.

ChinaMed Website: Leitung, URL: http://www.chinamed.ch/modules/sections10/?page_id=2389711&lang=1&nav Title=Leitung am 3. Dezember 2007.

Introduction to CMC Tasly Group B.V. Website, URL: http://www.shenzhou.com/, am 7. Februar 2007.

Cohen, M. M. / Penman, S. / Pirotta, M., Da Costa, C. (2005): The integration of complementary therapies in Australian general practice: results of a national survey, J Altern Complement Med., Vol.11 (6), S. 995 - 1004.

Cramer R. (1995): Strafrechtliche Grenzen der Therapiefreiheit und der Heilbehandlung durch den Heilpraktiker; Dissertation, Köln, S. 11 - 12.

Crellin, J / Fernando, A. (2002): Professionalism and Ethics in Complementary and Alternativ Medicine, New York: Haworth Press.

Croizier, R. C. (1968) Traditional Medicine in Modern China: Science, Nationalism and the Tensions of Cultural Change. Cambridge: Harvard University Press.

Das Deutsche Cochrane Zentrum (Website): Von der Evidenz zur Empfehlung (Klassifikationssysteme), URL: http://www.cochrane.de/de/evidenz-empfehlung, am 3. Juli 2011

Deutsche Ärztegesellschaft für Akupunktur e.V. Website, URL: http://www.daegfa.de, am 16. September 2005.

Deutsche Gesellschaft für Akupunktur und Neuraltherapie Website, URL: http://www.dgfan.de, am 16. September 2005.

Deutsche Gesellschaft für Akupunktur und Neuraltherapie Website: Arztsuche, URL: http://www.dgfan.de/index.php?id=92, am 18. Januar 2007.

Deutsches Netzwerk Evidenzbasierte Medizin e.V. Website: Definition, URL: http://www.ebm-netzwerk.de/grundlagen/definitionen, am 3. Juni 2011.

Deutsche Wissenschaftliche Gesellschaft für Traditionelle Chinesische Medizin e.V. Website, URL: http://www.dwgtcm.com, am 16. September 2007.

Deutsche Wissenschaftliche Gesellschaft für Traditionelle Chinesische Medizin e.V. Website: Curiculum, URL: http://www.dwgtcm.com/Arbeitskreise/Berufspolitik/Curriculum/curriculum.html, am 13. August 2007.

Deutsche Wissenschaftliche Gesellschaft für Traditionelle Chinesische Medizin e.V. Website: Ziele, URL: http://www.dwgtcm.com/Ziele/Ganz_konkret/ganz_konkret.html, am 13. August 2007.

Dietary Supplement Health and Education Act (1994), S. 4, § 4 Section 402 (D).

Dobos, G. J. / Tan, L. / Cohen, M. H. et al. (2005): Are national quality standards for traditional Chinese herbal medicine sufficient? Current governmental regulations for traditional Chinese herbal medicine in certain Western countries and China as the Eastern origin country, Complement Ther Med. S. 183 - 90.

Dowden, J. (2010): Email von administrator@medicalacupuncture.org am 2. Juni 2010.

Dr. Wilmar Schwabe Arzneimittel Homepage: Der Ginkgo in der Medizin, URL: http://www.tebonin.de/tebonin/ginkgo/ginkgo_5_1.php, am 14. Mai 2007.

Eastearthtrade Website, URL: http://eastearthtrade.com/index.asp?PageAction=VIEWCATS&Category=12 am 3. Dezember 2007 und am 28. Mai 2010.

Eisenberg, D. / Davis, R. B. / Ettner, S. L. / Appel, S. / Wilkey, S. / van Rompay, M. / Kessler, R. C. (1998): Trends in alternative medicine use in the United States, 1990-1997: results of a follow-up national survey, JAMA, Vol. 280 (18), S. 1569-1575.

Ephedra Prohibition Act. 2003 Ill. Laws 8 (May 28, 2003), URL: http://www.legis.state.il.us/legislation/publicacts/fulltext.asp?Name=093-0008&print=true, am 15. Mai 2005.

Erdle, W. (2006): Firma WAE – Pharma Experteninterview: Markt für pflanzliche chinesische Medizinpräparate in Deutschland.

Ernst & Young AG (2008): Auf gutem Kurs Deutscher Biotechnologie-Report 2008, URL: http://www.ey.com/Publication/vwLUAssets/Deutscher_Biotechnology_Report_2008_-_Auf_gutem_Kurs/$FILE/Report_AufgutemKurs2008_final.pdf am 19. Oktober 2011

Europäischer Fachverband der Arzneimittel-Hersteller: Herbal medicinal products in the European Union, URL: http://ec.europa.eu/enterprise/pharmaceuticals/pharmacos/docs/doc99/herbal_medecines_en.pdf, am 5. Januar 2008.

Europäischer Gerichtshof Fall Nummer 61/89 Frau Ursula Braun-Moser (1992), in: Official Journal EC L. 102, 22.4.1992 / 23- 24; 92/C 102-55.

Fan, R. (2003): Modern western science as standard for traditional Chinese medicine: a critical appraisal, J Law Med Ethics, Vol. 31 (2), S. 213-221.

Food and Drug Administration FDA (2004): Guidance for Industry Botanical Drug Products, URL: http://www.fda.gov/cder/guidance/index.htm, am 27. Juli 2010.

Focks, C. / Hillenbrand, N. (2003): Leitfaden Chinesische Medizin München,

Jena: Urban und Fischer.

Food and Drug Administration: Sales of Supplements Containing Ephedrine Alkaloids (Ephedra) Prohibited, URL: http://www.fda.gov/oc/initiatives/ephedra/february2004/, am 11. September 2008.

Franz, G. (2009): Traditionelle Chinesische Medizin (TCM): Aktuelle Situation in Europa, Präsentation am 6. Februar 2009

Friedl, F. (2000): Qualitätsmanagement in der Chinesischen Arzneitherapie, in: Dt. Ztschr. F. Akup, S. 279 – 282.

Frost & Sullivan (2007): Country Industry Forecast - Economic Analysis for the Chinese Healthcare Industry, Palo Alto,: Frost & Sullivan.

Garny Inc. Website, URL: http://www.garnay-inc.com/, am 15. September 2006.

Gesellschaft für die Dokumentation von Erfahrungsmaterial der chinesischen Arzneitherapie, Website: URL: http://www.tcm-praxisnetz.de/, am 18. Januar 2008.

Gesellschaft für die Dokumentation von Erfahrungsmaterial der chinesischen Arzneitherapie Website: Ärzte und Kliniken, URL: http://www.tcmnet.de/, am 26. September 2010.

Gesetz über den Verkehr mit Arzneimitteln (Arzneimittelgesetz - AMG), Ausfertigungsdatum: 24.08.1976, Neugefasst durch Bek. v. 12.12.2005 I 3394; Zuletzt geändert durch Art. 7 G v. 22.12.2010 I 2262.

Gläser, J. / Laudel, G. (2004): Experteninterviews und qualitative Inhaltsanalyse, Wiesbaden: VS Verlag für Sozialwissenschaften.

Golden Flower Chinese Herbs Website, URL: http://www.gfcherbs.com/catalog/index.php?main_page=index&manufacturers_id=1, am 14. Mai 2007.

Google Coopertaion Website, URL: http://www.google.de, am 15. Juli 2004 und http://www.google.com, am 15. Juli 2004.

Grünwald, J. / Goldberg, A. (1997): Der Markt pflanzlicher Heilmittel in den USA, Pharm., Vol. 59 (6), S. 485 – 490.

Habs, M. (2004): Phytotherapie: Nur Qualität sichert Wirksamkeit und Unbedenklichkeit, Vortrag München 16. Mai 2004, URL: http://www.phytotherapie-komitee.de/News/k_26_05_04.html#Habs, am 7. Januar 2007.

Handelsblatt Website: Röslers Pläne bremsen Forschung am 27. Juli 2010, URL: http://www.handelsblatt.com/unternehmen/industrie/roeslers-plaene-bremsen-forschung/3500814.html, am 8. Juni 2011.

Härtel, U. / Volger, E. (2004): Use and acceptance of classical natural and alternative medicine in Germany-findings of a representative population-based survey. Forsch Komplementarmed Klass Naturheilkd, Vol. 11 (6), S. 327-334.

Hager, S (2008): persönliche Korrespondenz Chefarzt TCM-Klinik Kötzting, Mitglieder der Deutsche Wissenschaftliche Gesellschaft für Traditionelle Chinesische Medizin

Healthy.net Website: Alternative Medicine School Search, URL: http://www.healthy.net/univ/profess/schools/med/index.asp, am 20. Juni 2004.

Helfferich, C. (2005) Die Qualität quantitativer Daten Manual für die Durchführung qualitativer Interviews, Wiesbaden 2. Auflage: VS Verlag für Sozialwirtschaft

Herbasin Hilsdorf GmbH Web Site, URL: www.herbasin.de, am 20. Oktober 2006.

Heuer, N. (2008): Lian Chinaherb, Email vom 18. Februar 2008.

Hilsdorf, E. (2006): Firma Herbasin Experteninterview: Der Markt für pflanzliche chinesische Medizinpräparate in Deutschland.

Hoffman, F. A. (2001): U.S. Regulation of Botanicals: What next?, in: Lin, Y. (Hrsg.): Drug Discovery and Traditional Chinese Medicine Science, Regulatory and Globalisation. Boston: Kluwer Academic Publisher, S. 231 – 234.

Hoffmann-La Roche AG (Hrsg.) (2003): Roche Lexikon Medizin, München 5. Auflage: Urban und Fischer.

Homeofar GmbH Website: URL: http://www.homeofar.de/hydrophiles_konzentrat_herstellung.html, am 25. Mai 2007.

Horst-Görtz-Institut für Theorie, Geschichte und Ethik Chinesischer Lebenswissenschaften (HGI) Website, http://hgi.charite.de/metas/ueberblick/, am 1. März 2012.

Horton N. (2005): Novartis schließt Partnerschaft mit East African Botanicals zur Steigerung des Anbaus und der Extraktion des natürlichen Wirkstoffs für das Malaria-Medikament Coartem, Novartis Global Media Relations Basel, Switzerland.

Hübotter, F. (1929): Die chinesische Medizin zu Beginn des XX. Jahrhunderts und ihre historische Entwicklung Leipzig: Verlag der Asia Major.

Ihrig, M. / Kaunzinger, A. / Baumann, J. et. al. (2004): Qualitätsmängel bei TCM-Drogen. Pharm Ztg, Vol. 149, S. 3776–3783.

Institute of Traditional Medicine Website, URL: http://www.itmonline.org/formulas.htm, am 14. Mai 2007.

International Council of Medical Acupuncture and Related Techniques Website, URL: http://www.icmart.org/, am 16. September 2005.

International Council of Medical Acupuncture and Related Techniques Website, URL: http://www.icmart.org/, am 25. März 2010.

Internationale Gesellschaft für Chinesische Medizin e. V. (SMS) Website: Ausbildung Arzneitherapie, URL: http://www.tcm.edu/Aerztliche-Schule/Ausbildung.Arzneitherapie.aspx, am 18. Januar 2008.

Internationale Gesellschaft für Chinesische Medizin e. V. Website, URL: http://www.tcm.edu/Home.aspx, am am 25. März 2010.

Internationale Gesellschaft für Chinesische Medizin e. V. Website, URL: http://www.tcm.edu/Patienteninformationen/Arztsuche.aspx, am 25. März 2010.

Internationale Gesellschaft für Chinesische Medizin e. V. Website: Ärztliche Schule Ausbildung Häufige Fragen, URL: http://www.tcm.edu/Aerztliche-Schule/Haeufige_Fragen.aspx, am 18. Januar 2008.

Jiang, Z./ L. Ma (2001); Regions in China rich in resources for medical plants, in: Lin, Y. (Hrsg.): Drug Discovery and Traditional Chinese Medicine Science, Regulatory and Globalisation. Boston: Kluwer Academic Publisher, S. 55 – 60.

Joachimmeyer, M. (2006): Firma Pharma Chin Experteninterview: Markt für pflanzliche chinesische Medizinpräparate in Deutschland.

Kaptchuk, T. (1983): The Web That Has No Weaver. New York: Congdon & Weed.

Karlsruher Virtueller Katalog. Website: http://www.ubka.uni-karlsruhe.de/kvk.html?, am 16. Mai 2010.

Kassenärztliche Bundesvereinigung Website URL: http://www.kbv.de/presse/7479.html#1. Arztzahlen (Stand 31.12.2008), am 23. Februar 2010.

Klinik am Steigerwald Website, URL: http://www.tcmklinik.de/, am 3. Dezember 2007.

Klinik für Traditionelle Chinesische Medizin Ottobeuren, URL: http://www.tcm-ottobeuren.de/tcm_a_z.shtml?navid=33, am 28. Februar 2008.

Klinik Slima Website, URL: http://www.klinik-silima.de/, am 3. Dezember 2007.

Knöss, W. (2010): Possibilities of Licensing or Registration of Medicinal Products from Indian Traditional Medicines in Europe, Power Point Präsentation, URL: http://www.ayurveda.hu/2007102628conf_arogya/speech%2010%20-%20possibility%20of%20licencing%20of%20indian%20thms%20in%20europ.pdf, am 17. Mai 2011.

König, H. (2006): Firma Phytocomm Experteninterview: Der Markt für pflanzliche chinesische Medizinpräparate in Deutschland.

Kruse, J. (1997): Das Krankenversicherungssystem der USA. Ursachen seiner Krise und Reformversuche Baden-Baden: Nomos-Verl.-Gesellschaft.

Kyrer, A. (2001): Wirtschaftslexikon, München 4. Auflage Oldenburg: Wissenschaftsverlag.

Lau, Y. (2005): MayWay Corp., in: O. V. (2005): Suppliers of Chinese Herbal Supplemets say demand is growing, Nutrition Business Journal Volume 10 (2), S. 19.

Lehrstuhl für Naturheilkunde der Alfried Krupp von Bohlen und Halbach-Stiftung, an der Universität Duisburg-Essen, Deutschland Website, URL: http://www.uni-essen.de/naturheilkunde/de/kontakt.ph, am 26. November 2007.

Leung, E. / Ho, D. / Poon, D. / Tsang, J. / Yau, P. (2002): Review and Outlook of Hong Kong's Chinese Medicine Export Markets. Hong Kong Trade Development Council Hong Kong.

Li, M. / Zhang, H. / Yang, B. (1997): Effects of ginkgo leave concentrated oral liquor in treating asthma182, Zhongguo Zhong Xi Yi Jie He Za Zhi, Vol. 17 (4), S. 216-218.

Lida Old Website; URL: http://lida-old.com/de/lida/more/impressum, am 18. März 2010

Lida Shop Website URL: http://www.lida-shop.com/, am 18. März 2010

Lin, Yuan (Hrsg.) (2001): Drug discovery and traditional Chinese Medicine Science, Regulation and Globalisation, Boston: Kluwer Academic Publisher.

Löschner, H. (2006): Firma Sinores Experteninterview: Markt für pflanzliche chinesische Medizinpräparate in Deutschland.

Luyken, R. (2011): Bodenlos enttäuscht, Die Zeit, Nr. 14, 31. März 2011, S. 39.

Ma, G. X. (1999): Between two worlds: the use of traditional and Western health services by Chinese immigrants. J Community Health, 24, S. 421-437.

Maddalena S. (2004): Alternative medicine: on the way towards integration? A comparative legal analysis in western countries. Neuchatel: School of Law and Economics University of Neuchatel.

Marketing Lexikon Online Website: Marktvolumen, URL: http://www.marketing-lexikon-online.de/Lexikon/Stichworte_M/Marktvolumen/marktvolumen.html, am 20. Dezember 2007.

---

[182] In chinesischer Sprache veröffentlicht

Mayo Clinic Website: About, URL: http://www.mayoclinic.org/about/, am 6. September 2011

Mayring, P. (1993): Qualitative Inhaltsanalyse. Grundlagen und Techniken. Weinheim: Deutscher Studienverlag.

Mayway Corp. Website: About Mayway, URL: http://www.mayway.com/store/ab_chinese_medicine_about.jsp, am 29. Juli 2007.

McEntyre, J. / Lipman, D. (2001): PubMed bridging the information gap, CAMJA 164 (9): 1317 – 1319.

Medigene Website: Veregen, URL: http://www.medigene.de/veregen/, am 27. Juli 2010.

Mentzer, J. T./ DeWitt, W./ Keebler J. S./ Min, S./ Nix, N. W./ Smith C. D./ Zacharia Z. G. (2001): Defining Supply Chain, Management Journal of Business Logistics, Vol.22(2).

Meuser, M. / Nagel, U. (1991): Experteninterviews – vielfach erprobt, wenig bedacht. Ein Beitrag zur qualitativen Methodendiskussion, in: Garz, D. / Kraimer, K.: Qualitativempirische Sozialforschung. Konzepte, Methoden, Analysen, Opladen: Westdeutscher Verlag, S. 441-471.

Meyers Lexikonverlag: Grauer Markt, URL: http://lexikon.meyers.de/index.php?title=Grauer_Markt&oldid=153288, am 27 Februar 2007.

Mieg, H., Brunner, B. (2001). Experteninterviews (MUB Working Paper 6). Professur für Mensch-Umwelt-Beziehungen, ETH Zürich.

Ministry of Commerce of China (2003): China TCM Export Market Value on the Rise China TCM Export Market Value on the Rise 2003, in: Industrial Digest 2003, URL: http://www.moftec.gov.cn/article/200303/20030300077596_1.xml, am 15. Juli 2004.

Müller, A. / Meier, F. (2005): Krankenversicherung in Frankreich (Stand März 2005), URL: http://www.ess-europe.de/europa/kvsys_frankreich.htm, am 12. Dezember 2007.

Müller, A. / Meier, F. (2006): Das Gesundheitssystem – Krankenversicherungs-Wesen Großbritanniens (Stand September 2006),URL: http://www.ess-europe.de/europa/krankenversicherung_england.htm, am 12. Dezember 2007.

National Bureau of Statistics of China (2005): China Statistical Yearbook 2005, Beijing, China: China Statistics Press.

National Statistic Bureau Peoples Republic of China (2004): Rapid Groth of Pharmaceuticals Trend Report: Chinas Pharmaceutical Industry, ACHEMA Worldwide News, in: Ong, C. / Bodeker, G./ Grundy, C. / Burford, G. /Shein,

K. (2005): Global Atlas of traditional, complementary and alternative Medicine, Kobe, S. 189.

National Certification Commission for Acupuncture and Oriental Medicine (NCCAOM) Hompage: About NCCAOM - A Historical Perspective, URL: http://www.nccaom.org/about/index.html, am 2. Juni 2010.

National Certification Commission for Acupuncture and Oriental Medicine (NCCAOM) Hompage: Abfrage der Datenbank URL: https://i7lp.integral7.com/durango/do/pr/prSearch?ownername=nccaom&channel=nccaom&basechannel=integral7&, am 14. Juni 2010.

National Certification Commission for Acupuncture and Oriental Medicine (2010): 2010 NCCAOM certification handbook for: Diplomate in Oriental Medicine (NCCAOM®)Diplomate in Acupuncture (NCCAOM®) Diplomate in Chinese Herbology (NCCAOM®), URL: http://www.nccaom.org/handbooks/Handbook%202010/Candidate%20Handbook/2010_Candidate_Handbook_3-12-10.pdf am 2. Juni 2010.

Ni, H. / Simile, C. / Hardy, A. M. (2002): Utilization of complementary and alternative medicine by United States adults: results from the 1999 national health interview survey Med Care. 40 (4), S. 353-358.

Nikkei Medical (2000), in: Tsumura & Co: annual Report 2003, S. 5, URL: http://www.tsumura.co.jp/English/ir/annual/pdf/2003.pdf, am 7. Januar 2008.

Oanda Website: Historical Exchange Rates
URL: http://www.oanda.com/currency/historical-rates, am 29. September 2010.

OnWorld Health Website: Malaria, URL:
http://www.oneworldhealth.org/malaria, am 6. September 2011

O. V. (1999): FDC Dietary Supplement Market View, August 1999 S. 11, in: Brevoort, P. (2001): Global Market for Botanical Products, in: Lin, Y. (Hrsg.): Drug Discovery and Traditional Chinese Medicine Science, Regulatory and Globalisation. Boston: Kluwer Academic Publisher.

O. V. (2005): Suppliers of Chinese Herbal Supplemets say demand is growing, Nutrition Business Journal Volume 10 (2), S. 18 - 20.

Ong, C. / Bodeker, G. / Grundy, C. / Burford, G. /Shein, K. (2005): Global Atlas of traditional, complementary and alternative Medicine, Kobe.

O. V. (2006): Sibutramin weist starke Nebenwirkungen auf; Süddeutsche Zeitung Nr. 173, 29. /30. Juli 2006, S. 22.

Pang, T. (2001): China: Traditional Medicine – the Road to International Recognition World Markets Research Centre, S. 1 – 4, URL: http://www.worldmarketsanalysis.com/InFocus2002/articles/asia_china_health.html am 1. April 2004.

Pharmacopoeia of the Peoples Republic of China, English Edition 1992, Pharmacopoeia Commission of PRC, Guangdong Science and Technology Press.

Phynova Website: Company Information, URL: http://www.phynova.com/Company_Information.asp, am 10. Juni 2010.

Porter, M. E. (1985): Competitive Advantage Creating and sustaining superior performance. New York: Free Press.

PubMed Website, URL: www.ncbi.nlm.nih.gov/entrez/query.fcgi, am 8. August 2007.

Q+ e.V. Website: Wer sind wir, URL: http://www.akupunkturausbildung.de/index.php?sid=1035&ses=dca16e968e38ab3889fe22cdc94ace10, am 1. März 2012.

Reeves, T.C. / Bennett, C. (2004): We the People: Asians in the United States Census 2000 Special Reports 2004, in URL: http://www.census.gov/prod/2004pubs/censr-17.pdf, 21. Januar 2008.

Register of Chinese Herbal Medicine Website, URL: http://www.rchm.co.uk/, am 16. September 2005.

Reh, K. (2005): Pflanzliche Arzneimittel in Europa Was bringt die Harmonisierung? Vortrag auf der Konferenz „Wachstumsmarkt Naturheilmittel" am 17. März. 2005 in Stuttgart.

Reston, J. (1971): New York Times, 26 July 1971, URL: http://www.acupuncture.com/testimonials/restonexp.htm, am 10.Oktober 2007.

Reuter, P. (Hrsg.) (2004): Springer Lexikon Medizin, Berlin: Springer.

Reuter, P. (Hrsg.) (2007): Springer Klinisches Wörterbuch 2007 /2008, Berlin: Springer.

Richtlinie 65/65/EWG des Rates vom 26. Januar 1965 zur Angleichung der Rechts- und Verwaltungsvorschriften über Arzneispezialitäten, Amtsblatt Nr. 022 vom 9. Februar 1965 S. 369 – 373.

Richtlinie 76/768/EWG des Rates vom 27. Juli 1976 zur Angleichung der Rechtsvorschriften der Mitgliedstaaten über kosmetische Mittel, Amtsblatt Nr. 262 vom 27. September 1976 S. 169 – 303 inklusive aller Änderungen bis 2007.

Richtlinie 2001/83/EG des Europäischen Parlaments und des Rates vom 6. November 2001 zur Schaffung eines Gemeinschaftskodexes für Humanarzneimittel, Amtsblatt L 311 vom 28.11.2001, S. 67 - 202.

Richtlinie 2002/46/EG des Europäischen Parlaments und des Rates vom 10. Juni 2002 zur Angleichung der Rechtsvorschriften der Mitgliedstaaten über Nahrungsergänzungsmittel, Amtsblatt der Europäischen Gemeinschaften vom 12. Juli 2002, S. 51 – 57.

Richtlinie 2002/98/EG des Europäischen Parlaments und des Rates vom 27. Januar 2003 zur Festlegung von Qualitäts- und Sicherheitsstandards für die Gewinnung, Testung, Verarbeitung, Lagerung und Verteilung von menschlichem Blut und Blutbestandteilen und zur Änderung der Richtlinie 2001/83/EG, Amtsblatt der Europäischen Union L 33 vom 8 .Februar 2003 S. 30 – 41.

Richtlinie 2003/63/EG des Europäischen Parlaments und des vom 25. Juni 2003 zur Änderung der Richtlinie 2001/83/EG des Europäischen Parlaments und des Rates zur Schaffung eines Gemeinschaftskodexes für Humanarzneimittel, Amtsblatt der Europäischen Union L 159 vom 27. Juni 2003 S. 46 – 95.

Richtlinie 2004/24/EG des Europäischen Parlaments und des Rates vom 31. März 2004 zur Änderung der Richtlinie 2001/83/EG zur Schaffung eines Gemeinschaftskodexes für Humanarzneimittel hinsichtlich traditioneller pflanzlicher Arzneimittel, Amtsblatt L 136 vom 30. April 2004, S. 85–90.

Richtlinie 2004/27/EG Europäischen Parlaments und des Rates vom 31. März 2004 zur Änderung der Richtlinie 2001/83/EG zur Schaffung eines Gemeinschaftskodexes für Humanarzneimittel, Amtsblatt L 136 vom 30. April 2004, S. 34–58.

Richtlinie 2008/29/EG des Europäischen Parlaments und des Rates vom 11. März 2008 zur Änderung der Richtlinie 2001/83/EG zur Schaffung eines Gemeinschaftskodexes für Humanarzneimittel im Hinblick auf die der Kommission übertragenen Durchführungsbefugnisse, Amtsblatt L 81 vom 20. März 2008, S. 51–52.

Richtlinie 2009/53/EG des Europäischen Parlaments und des Rates vom 18. Juni 2009 zur Änderung der Richtlinie 2001/82/EG und der Richtlinie 2001/83/EG in Bezug auf Änderungen der Bedingungen für Genehmigungen für das Inverkehrbringen von Arzneimitteln, Amtsblatt L 163 vom 30. Juni 2009, S. 33–34.

Scholze-Stubenrecht, W. (Projektleiter) (1999): Duden „Das große Wörterbuch der deutschen Sprache" in 10 Bänden, Mannheim 3. Auflage: Bibliographisches Institut & F. A Brockhaus AG.

Schwabe, U. / Paffrath D. (Hrsg.) (1997): Arzneiverordnungs-Report 1997. Stuttgart: Gustav Fischer Verlag.

Segerath, O. (2006): Firma Caesar & Loretz GmbH/ Caelo Experteninterview: Markt für pflanzliche chinesische Medizinpräparate in Deutschland.

Shen, C. G. (2001): Commercialization of Chinese Herbal Medicine in the global market, in: Lin, Y. (Hrsg.): Drug Discovery and Traditional Chinese Medicine Science, Regulatory and Globalisation. Boston: Kluwer Academic Publisher, S. 201 – 208.

Solomon, P. R. / Adams, F. / Silver, A. / Zimmer, J. / DeVeaux, R. (2002): Ginkgo for memory enhancement: a randomized controlled trial, in: JAMA;

Vol. 288 (7), S. 835-840.

Stada (2011) Der Pharmamarkt Definitionen im Zusammenhang erläutert, URL: http://www.stada.de/unternehmen/investoren_service/glossar/definitionpharma markt.asp, am 2. Mai 2011

Statistisches Bundesamt Deutschland: Bevölkerung Bevölkerung nach Altersgruppen, Familienstand und Religionszugehörigkeit, URL: http://www.destatis.de/jetspeed/portal/cms/Sites/destatis/Internet/DE/Content/Statistiken/Bevoelkerung/Bevoelkerungsstand/Tabellen/Content50/AltersgruppenFamilienstand,templateId=renderPrint.psml, am 11. September 2008

Statistisches Bundesamt Deutschland: 2008: 263 Milliarden Euro für Gesundheit ausgegeben, Pressemitteilung Nr.126 vom 06.04.2010, URL: http://www.destatis.de/jetspeed/portal/cms/Sites/destatis/Internet/DE/Presse/pm/2010/04/PD10__126__23611,templateId=renderPrint.psml, am 8 Juni 2011.

Stolley, R. (2006) Firma Mediherb Experteninterview: Markt für pflanzliche chinesische Medizinpräparate in Deutschland.

Sukri, A. (2007): Chinese Medicine Market Seen at $23 Billion in 02, URL: http://www.tcmcentral.com/TCM_press/TCM_Press_4_29_02.htm, am 24. Januar 2007.

Tang, W./ Eisenbrand, G. (1992): Chinese Drugs of Plant Origin: Chemistry, Pharmacology, and Use in Traditional and Modern Medicine, Berlin: Springer

TCM Abteilung Johanniter-Krankenhaus Radevormwald, URL: http://www.tcm-johanniter.de/cms/kontakt/anschrift.html?tx_jppageteaser_pi1%5BbackId%5D=18, am 28. Februar 2008.

TCM-Klinik Kötzting Website, URL: http://www.tcm-klinik-koetzting.de, am 28. Februar 2008.

TCM-Klinik Kötzting: Stationäre Aufnahme, URL: http://www.tcm-klinik-koetzting.de/frameset.html, am 28. Februar 2008.

Tiemann, S. (2006): Gesundheitssysteme in Europa Experimentierfeld zwischen Staat und Markt; Frankreich, Niederlande, Schweiz, Schweden und Großbritannien; Analyse und Vergleich, Berlin: Aka.

Tindle, H. / Davis, R. / Phillips, R. / Eisenberg D. (2005): Trends in use of complementary and alternative medicine by US adults: 1997-2002. Altern Ther Health Med, Vol. 11 (1), S. 42 - 49.

Traditional Chinese Medicine Departments: Regulation Concerning the Management and Protection of Wild Medicinal Resources 1987, URL:

http://www.zhb.gov.cn/english/biodiv/dept_imp_en/chinese_medicine.html am 1. April 2004.

Tsumura & Co (2003): Anual Report 2003 URL: http://www.tsumura.co.jp/English/ir/annual/pdf/2003.pdf, am 7. Januar 2008.

Tsumura & Co (2004): Anual Report 2004, URL: http://www.tsumura.co.jp/English/ir/annual/pdf/2004.pdf, am 7. Januar 2008.

Tsumura & Co (2009): Anual Report 2009, URL: http://www.tsumura.co.jp/english/ir/library/annual/data/pdf/2009.pdf, am 19. März 2010

Tsumura & Co Web Site, URL: http://www.tsumura.co.jp/english/kampo/today/03/3-3-01.htm, am 12. Mai 2005.

Tsumura & Co Web Site, URL: http://www.tsumura.co.jp/English/kampo/wik/resource.htm, am 24. Januar 2007.

Tsumura & Co. Web Site: Kampo Medicine Companies 1998, URL: http://www.tsumura.co.jp/english/kampo/wik/introduction2_1.htm, am 24. Januar 2007.

Tsumura & Co. Web Site: Overview of Operations, URL: http://www.tsumura.co.jp/english/info/operation.htm, am 19. März 2010.

Tu, H. (2005): CAM attracts those who can`t afford conventional care, Nutrition Business Journal Volume 10 (2), S. 23.

Universität Witten-Herdeke: Phytotherapie, URL: http://wga.dmz.uni-wh.de/cm/html/default/phytotherapie, am 26. November 2007.

Universitätsklinikum Hamburg-Eppendorf: uke news Informationen für die Mitarbeiterinnen und Mitarbeiter des Universitätsklinikums Hamburg-Eppendorf Oktober 2006, S. 10, URL: http://www.uke.uni-hamburg.de/medien/downloads/zg-medien/UKEnews200610.pdf; am 26. November 2007.

Unschuld, P.U. (2003a): Chinesische Medizin, München: C. H. Beck.

Unschuld, P.U. (2003b): Was ist Medizin? Westliche und östliche Wege der Heilkunst, München: C. H. Beck.

Urteil des Niedersächsischen Oberverwaltungsgerichts vom 24. Oktober 2002, Az.: 11LC/207/02, in: Dtsch. Apoth. Ztg., 143 (2003): S. 5496 – 5497.

Vanstraelen, J./ Klag, A. (2009): Pao Zhi Die Kunst der Aufbereitung chinesischer Arzneimittel, Zeitschrift für Traditionelle Chinesische Medizin, Ausg. März 2009, Verlag für Ganzheitliche Medizin Dr. Erich Wühr GmbH

Verordnung (EG) Nr. 178/2002 des europäischen Parlaments und des Rates vom 28. Januar 2002 zur Festlegung der allgemeinen Grundsätze und Anforderungen des Lebensmittelrechts, zur Errichtung der Europäischen Behörde für Lebensmittelsicherheit und zur Festlegung von Verfahren zur Lebensmittelsicherheit, Amtsblatt L 31 vom 1. Februar 2002, S. 1 – 24.

Verordnung über den Betrieb von Apotheken(Apothekenbetriebsordnung - ApBetrO), Ausfertigungsdatum: 09.02.1987, Neugefasst durch Bek. v. 26.9.1995 I 1195; zuletzt geändert durch Art. 2 V v. 2.12.2008 I 2338.

Verordnung (EG) Nr. 1901/2006 des Europäischen Parlaments und des Rates vom 12. Dezember 2006 vom 12. Dezember 2006 über Kinderarzneimittel und zur Änderung der Verordnung (EWG) Nr. 1768/92, der Richtlinien 2001/20/EG und 2001/83/EG sowie der Verordnung (EG) Nr. 726/2004 Amtsblatt L 378 vom 27.Dezember 2006, S. 1 – 19.

Ward-Cook, K. (2010): Washington Post response, URL: http://www.nccaom.org/news/pdfdocs_in_the_news/Press/wpo_response_march09.pdf, am 3. Juni 2010.

Wang C. (1996): Traditional Chinese medicine in Chinese-American communities, URL: www.camsociety.org/issues/Attitudes.htm, am 10. Dezember 2006.

Wahring – Burfeind, R. (2000): Deutsches Wörterbuch, Gütersloh: Bertelsmann Lexikon Verlag.

Weigert, M. / Pepels, W. (Hrsg.) (1999): WiSo-Lexikon, Band I: Betriebswirtschaft, Statistik, Wirtschaftsrecht, München: Oldenbourg Wissenschaftsverlag GmbH.

Weinfurth, P. (2006) Firma Young Quam Experteninterview: Markt für pflanzliche chinesische Medizinpräparate in Deutschland.

Wetzel, M. / Eisenberg, D. / Kaptchuk, T. (1998): Courses involving complementary and alternative medicine at US medical schools In: Journal American Medical Association, Vol. 280, S. 784 – 787.

Wiesnet, S.(2008): Das Stichprobenproblem in der empirischen Sozialforschung, München: GRIN Verlag

World Health Organization (2000): General Guidelines for Methodologies on Research and Evaluation of Traditional Medicine, Geneva.

World Health Organization (2001): Legal Status of Traditional Medicine and Complementary/Alternative Medicine: A Worldwide Review, Geneva.

World Health Organization (2002): Traditional Medicine Strategy 2002 – 2005, Geneva.

Wohlmuth, H. / Oliver, C. / Nathan, P.J. (2002): A review of the status of Western herbal medicine in Australia. J Herb Pharmacother, Vol. 2 (2), S. 33-46.

Woll, A. (Hrsg.) (2000): Wirtschaftslexikon, München 9. Auflage, Oldenbourg: Wissenschaftsverlag.

Zeit Online (2011): Bodenlos enttäuscht; URL: http://www.zeit.de/2011/14/M-Artemisinin; am 9. Mai 2011

Zhang X. (2001): Integration of traditional medicine into national health care systems. Presented at the Medicus Mundi Switzerland workshop on the integration of traditional medicine into public health, Lausanne, Switzerland, 4 April 1998, in: WHO (2001): Legal Status of Traditional Medicine and Complementary/Alternative Medicine: A Worldwide Review, Geneva, S. 149.

Zintel, F. (2004): Herbal Remedies in Europe 2004 Power Point Presentation.

Der disserta Verlag bietet die kostenlose Publikation
Ihrer Dissertation als hochwertige
Hardcover- oder Paperback-Ausgabe.

Fachautoren bietet der disserta Verlag
die kostenlose Veröffentlichung professioneller Fachbücher.

Der disserta Verlag ist Partner für die Veröffentlichung
von Schriftenreihen aus Hochschule und Wissenschaft.

Weitere Informationen auf www.disserta-verlag.de

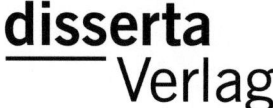